胎儿先天性心脏病
介入治疗

Fetal Cardiac Intervent of
Congenital Heart Disease

主 编 泮思林 邢泉生

编 者（以姓氏笔画为序）

王葵亮 王敦亮 邢泉生 许 茜 孙 越
杜占慧 陈涛涛 罗 刚 泮思林

人民卫生出版社
·北 京·

图书在版编目（CIP）数据

胎儿先天性心脏病介入治疗 / 泮思林，邢泉生主编
. —北京：人民卫生出版社，2021.12
ISBN 978-7-117-32527-1

Ⅰ. ①胎… Ⅱ. ①泮…②邢… Ⅲ. ①胎儿疾病－先
天性心脏病－介入性治疗 Ⅳ. ①R714.530.5

中国版本图书馆 CIP 数据核字（2021）第 244552 号

| 人卫智网 | www.ipmph.com | 医学教育、学术、考试、健康，
购书智慧智能综合服务平台 |
| 人卫官网 | www.pmph.com | 人卫官方资讯发布平台 |

胎儿先天性心脏病介入治疗

Taier Xiantianxing Xinzangbing Jieru Zhiliao

主　　编：泮思林　邢泉生
出版发行：人民卫生出版社（中继线 010-59780011）
地　　址：北京市朝阳区潘家园南里 19 号
邮　　编：100021
E - mail：pmph @ pmph.com
购书热线：010-59787592　010-59787584　010-65264830
印　　刷：北京汇林印务有限公司
经　　销：新华书店
开　　本：787×1092　1/16　　印张：7
字　　数：162 千字
版　　次：2021 年 12 月第 1 版
印　　次：2022 年 1 月第 1 次印刷
标准书号：ISBN 978-7-117-32527-1
定　　价：128.00 元

打击盗版举报电话：010-59787491　E-mail：WQ @ pmph.com
质量问题联系电话：010-59787234　E-mail：zhiliang @ pmph.com

主编简介

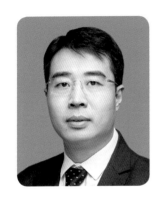

泮思林，青岛市妇女儿童医院（青岛大学附属妇女儿童医院）副院长，主任医师、二级教授，博士研究生导师、博士后合作导师。荣获"全国卫生系统青年岗位能手""山东省有突出贡献的中青年专家""泰山学者青年专家""青岛市拔尖人才""青岛市医疗卫生优秀学科带头人"等称号。现任中华医学会儿科学分会心血管学组委员兼新生儿心脏病协作组组长、中国医师协会儿科医师分会心血管疾病专业委员会委员兼胎儿心脏病协作组组长。

累计完成各类先心病介入手术 2 000 余例，尤其是在低年龄、低体重、危重肺动脉瓣狭窄领域经验丰富，多次应邀赴印度尼西亚、马来西亚、俄罗斯、哈萨克斯坦等国家及国内多家医院交流指导先心病介入手术。2018 年带领团队成功开展国内首例单中心胎儿危重心脏病宫内介入手术，完成国内首例胎儿房间隔造口术，实现亚洲接受介入治疗最小孕周（孕 26 周）的技术突破，累计胎儿心脏手术量居国内第一。作为通讯作者主持撰写的《胎儿结构性心脏病介入治疗专家指导意见（2019 年制定）》已公开发布，引领国内胎儿心脏介入治疗的发展。

近年来带领团队以第一作者或通讯作者发表核心论著 80 余篇，主持国家自然科学基金项目 3 项、青岛市科学技术局重大课题 2 项。拥有国家专利 6 项，以第一完成人荣获全国妇幼健康科学技术奖三等奖、山东省科学技术进步奖二等奖、山东省科学技术进步奖三等奖、青岛市科学技术进步奖一等奖。

主编简介

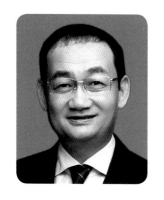

邢泉生，青岛市妇女儿童医院（青岛大学附属妇女儿童医院）党委书记、院长，青岛市妇幼保健和计划生育服务中心党委书记，主任医师、二级教授，博士研究生导师。享受国务院政府特殊津贴，荣获"全国先进工作者"、"全国人文医学荣誉奖"、"全国卫生系统先进工作者"、"山东省泰山学者特聘专家"、"山东省有突出贡献中青年专家"、"青岛市拔尖人才"等称号。"中国医师奖"获得者、首届"中国医师协会心血管外科医师奖（金刀奖）"获得者。

现任中华医学会小儿外科学分会副主任委员、中国医师协会小儿外科医师分会常务委员、国家心血管病专家委员会先天性心脏病专业委员会（National Society of Congenital Heart Diseases, NSCHD）常务委员、全国出生缺陷防治人才培训项目先天性结构畸形诊治专家组副组长、中国医师协会儿科医师分会先天性心脏病专业委员会副主任委员、山东省医学会心胸外科学会副主任委员、青岛市医学会小儿外科分会主任委员。

作为知名小儿心胸外科专家，山东省重点学科带头人，在先天性心脏病领域开展了许多新技术、新项目，有8 000余例各类先天性心脏病手术经验。在国内外率先开展"超声引导下先天性心脏病微创封堵技术"，居国际领先水平，拥有多项国家发明专利。多次在国际心胸外科高级别学术会议上做研究成果报告。2011年主持完成的《经胸微创室间隔缺损封堵术——中国专家共识》、2014年主编由人民卫生出版社出版的专著《先天性心脏病经胸微创封堵术》已成为该技术的操作规范。

　　作为课题负责人主持 6 项国家自然科学基金及多项省部级科学研究课题。以第一作者或通讯作者在国内外重要学术期刊发表论文 70 余篇,其中 SCI 收录 25 篇,其中包括心胸外科领域顶级杂志,总影响因子 100 余分。荣获国家科学技术进步奖二等奖(第三位)1 项,国家妇幼健康科学技术奖三等奖 1 项,省部级科学技术进步奖二等奖 5 项、三等奖 4 项,市级科学技术进步奖一等奖 4 项、二等奖 1 项。

序

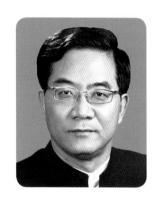

中国科学院院士
葛均波

先天性心脏病是我国婴幼儿死亡的主要原因之一。国家卫生健康委员会不断完善、推进"先天性心脏病三级预防体系"建设,对胎儿先天性心脏病的重视程度日渐增高。胎儿先天性心脏病产前咨询已成为产科日常临床工作的重要组成部分,提高胎儿先天性心脏病的诊治水平和能力,对于改善出生后预后具有重要的现实意义。因此,要求围产医学相关领域的医务工作者学习更新胎儿先天性心脏病的相关知识,改变陈旧理念,在临床工作中综合运用相关技术理念,避免过度引产。

2018 年,青岛市妇女儿童医院泮思林教授带领团队开展胎儿先天性心脏病介入治疗工作,该技术在临床应用前期面临文献资料不足、临床经验缺乏及合适器械难寻等诸多困难。经过团队的积极准备,克服困难,独立开展国内首例单中心完成的胎儿心脏介入治疗手术,其后常规开展胎儿心脏介入治疗手术工作,目前已成为国内完成此类手术数量最多的团队。由此,泮思林教授和邢泉生教授产生了将胎儿心脏介入治疗的发展情况及诊治经验分享给国内同道的强烈愿望,希望同道们少走弯路,缩短学习曲线,以推动该技术在国内的良性稳定发展。

青岛市妇女儿童医院胎儿心脏介入治疗团队勤奋写作,历时 2 年,完成了《胎儿先天性心脏病介入治疗》一书。该书注重临床实际应用,介绍了胎儿心脏介入治疗的发展历程,重点阐释了胎儿复杂性先天性心脏病介入治疗的技术方法、指征和时机,另外,还涉及产前咨询、胎儿麻醉、产科处置及胎儿超声心动图等诸多方面的内容,为胎儿先天性心脏病临床第一线的围产医师提供了一本极具实用性和参考价值的指导用书,填补了国内该领域的空白,相信定会受到广大临床医师和读者的好评。

泮思林教授与邢泉生教授深耕于先天性心血管结构畸形治疗领域,在新生儿危重瓣膜疾病介入治疗领域表现非常出色,积极开展胎儿先天性心脏病介入治疗工作并推动本书的顺利出版,特别感谢他在整个编写过程中所付出的巨大心血。本书编写也得到了青岛市妇女儿童医院胎儿先天性心脏病介入治疗团队同道们的大力支持,感谢他们利用业余时间,高质量地完成了编写工作。希望这本著作成为儿科介入治疗及影像学同道的实用参考书。

2021 年 12 月

前　　言

随着国家经济的快速发展和国民健康需求的不断提高，在国家卫生健康委员会的主导下，我国正逐步建立和完善产前产后一体化三级防控体系，提高包括胎儿在内的先天性心脏病筛查率和及时救治率。胎儿心脏介入治疗经过30年的发展，相关医学理论研究和临床技术得到稳步发展，手术成功率不断提高，可有效终止部分复杂心血管畸形造成的不可逆损害，促进发育不良心腔继续发育，改善其远期预后，手术的临床效果已获得业界认可。

《胎儿先天性心脏病介入治疗》为国内首部胎儿先天性心脏病介入治疗专业用书，将成为国内胎儿先天性心脏病介入治疗专业医师团队培训学习和提高专业水平的常用参考书，填补了国内在该领域的空白。本书内容尽量结合当前国内外最新研究进展和成果，也兼顾国内临床实际需要。全书内容包括心脏胚胎发育、胎儿麻醉学、围产医学等理论部分，也包括胎儿先天性心脏病介入治疗在复杂性先天性心脏病中的应用，如临床适应证、手术技术、并发症及随访等临床实践部分，力争内容与国际胎儿先天性心脏病介入治疗水平接轨。

本书由青岛市妇女儿童医院团队编写，阅读对象为小儿心血管内科医师、小儿心脏外科医师、产科医师、胎儿医学科医师、超声科医师和麻醉科医师等，具有较强的临床指导意义。

编写过程中编者们倾尽全力、群策群力，但仍难免有疏漏和不足之处，敬请广大读者批评指正。在本书即将付梓出版之际，我们由衷感谢各位编者为本书做出的贡献。

泮思林　邢泉生
2021年12月

目　　录

第一章

总　论

第一节　胎儿先天性心脏病产前咨询挑战

胎儿超声心动图是 20 世纪 80 年代末诞生的一项技术,随着超声设备和围产医疗技术的进步,胎儿先天性心脏畸形的产前诊断实现了飞跃发展。可疑胎儿先天性心脏畸形多在妊娠中期即可被发现,这无疑是胎儿医学领域的一个重要进步,但也带来了相关问题,即与产前咨询有关的伦理和心理问题。我们可以从大量不断增长的科学文献中了解到,对于存在先天性心脏畸形的胎儿,在其产前应联系多学科会诊,包括产科、胎儿医学科、小儿心脏科和心理科,需为夫妇双方和家属提供全面的医学信息。在对孕妇和胎儿随访的过程中,与焦虑的夫妇双方和家属进行反复交流,为其提供必要的医学信息和技术支持。

一、胎儿先天性心脏病介入治疗技术背景

尽管新生儿心脏外科技术发展迅速,并制定了专业的随访诊治方案,但部分患有复杂性先天性心脏病的胎儿在出生后结局仍然很差,出生后最终只能接受单心室姑息手术(Fontan 手术),伴有较高死亡率,长期存活率不足 65%。大量研究发现,胎儿先天性瓣膜疾病宫内自然病史呈进展性,功能良好的双心室可逐渐进展为单心室,可能造成不可逆的心肌损害,导致充血性心力衰竭、心律失常、胎儿水肿和胎儿宫内死亡,肺发育也可能受到影响。因此,在正确的时间窗对合适的胎儿进行宫内心脏介入治疗(fetal cardiac intervention,FCI),理论上能够改善,甚至恢复正常的血流动力学,防止对胎儿心脏和肺的继发性损害。胎儿心脏超声成像技术的进步,使我们尽可能多地了解先天性心脏病宫内自然病史和病理进展,提供了进入子宫内部操作的可能,开辟了胎儿心脏病学的新领域。研究证实,成功实施胎儿先天性心脏病介入治疗可改变疾病的自然进程,孕妇面临的风险较小,术后胎儿的结局令人鼓舞,国外学者在严重主动脉狭窄伴左心发育不全综合征的胎儿先天性心脏病介入治疗中积累了丰富的经验。

二、胎儿先天性心脏病介入治疗产前咨询

咨询是相互的,最重要的是了解孕妇的疾病史、个人史及服用药物的情况。咨询应在夫妇双方在场的情况下进行,并尽可能让影响最终决定的家庭成员在场。近年来,胎儿先天性心脏病介入治疗在胎儿先天性心脏病干预中取得了实质性进步。事实上,所有这些进步都是为了能够向夫妇双方乃至家庭成员解释清楚具体的手术过程及与之相关的风险,使其真正在情感上接受手术操作。咨询时间因病例而异,必须确保家庭成员了解胎儿先天性

心脏病介入治疗相关的所有风险及手术后可能出现的所有情况。只有在确定咨询内容已经全面完成后，夫妇双方及家属无异议，夫妇双方才可以签署书面手术知情同意书。如果假定夫妇双方对该程序的益处和风险没有表现出明确的理解，则视为手术条件不成熟。

1. 孕妇的风险 在进行胎儿侵入性治疗时，孕妇的安全、健康和未来的生殖潜力是优先事项，需进行全面的术前检查评估，排除孕妇的手术禁忌证。然而，与麻醉和宫内操作相关的并发症也可能发生。此外，胎儿先天性心脏病介入治疗可导致早产或镜像综合征，这是一种先兆子痫样综合征，唯一的治疗方法是提前分娩患病的胎儿。由于胎儿心脏介入治疗是侵入性治疗，因此采用适当的手术技术可降低孕妇并发症的发病率。胎儿先天性心脏病介入治疗穿刺时须用穿刺针横贯进入，孕妇存在胎膜早破、早产、胎盘早剥、出血或感染的风险。

2. 胎儿的风险 胎儿先天性心脏病介入治疗过程中造成胎儿死亡并不少见（11%），可发生于所有的手术类型。术后早期（<48小时）胎儿死亡是需重点关注的问题，与不同中心胎儿心脏手术的经验相关，代表了不同中心的学习曲线情况。胎儿心动过缓和心包积血并发症发生率最高。超过半数的胎儿心动过缓病例在穿刺针针尖进入心室后发生，应立即停止操作，若心动过缓持续不缓解，需为胎儿进行肌内注射或直接心内注射肾上腺素复苏治疗。术中及术后常见少量心包积液，但大量的心包积液可压迫心脏，需再次穿刺行心包引流。胎儿主动脉瓣球囊扩张可导致明显的主动脉瓣反流，这种反流通常耐受性良好，足月时可改善甚至消失。并发症的发生率主要取决于手术团队的经验、胎儿的位置、超声影像学表现、器械选择是否合适、球囊直径是否合适、球囊取出技术及并发症的处置。

考虑到大多数胎儿先天性心脏病的诊断都在妊娠18周以后，这时孕妇可能已经经历了第一次胎动，夫妇双方已形成一种获得理想化孩子的倾向性情感。先天缺陷的胎儿的出生使其陷入失落情绪，产科和胎儿心脏病专家必须具备心理咨询技能，向夫妇双方提供正确有效的心理支持。结合胎儿预后，与夫妇双方一起做出选择的能力是与诊断和治疗同等重要的事项。咨询过程中需能够与夫妇双方保持适当的距离，重要的是要学会控制医务人员自身的情绪，而不应过分克制夫妇的情绪。

总之，参与胎儿先天性心脏病介入治疗咨询的人员（心脏病专家、产科医师、麻醉师）必须说"同一种语言"，即应用技术术语（避免语言过于复杂），最重要的是需要注意心理术语的应用，必须把夫妇双方的需求放在第一位，帮助其在先天性心脏病胎儿诊治的艰难道路上做出自己的决定。

第二节 胎儿先天性心脏病介入治疗发展概况

自1989年Maxwell等实施首例胎儿主动脉瓣成形术（fetal aortic valvuloplasty，FAV）以来，借助胎儿超声心动图技术的发展，胎儿先天性心脏病介入治疗得到了快速发展，疗效获得了肯定。目前超声引导下胎儿先天性心脏病介入治疗主要应用于以下三类复杂的先天性心脏病：室间隔完整型肺动脉闭锁（pulmonary atresia with intact ventricular septum，PA/IVS）伴右心发育不良综合征（hypoplastic right heart syndrome，HRHS）、严重主动脉瓣狭窄（aortic stenosis，AS）伴左心发育不良综合征（hypoplastic left heart syndrome，HLHS）和左心发育不良综合征伴完整性（或高度限制性）房间隔缺损（intact or highly restricted atrial septum，IAS/RAS）。

一、胎儿肺动脉瓣成形术

2000 年奥地利林茨儿童医院心脏中心为 1 例妊娠 28 周室间隔完整型肺动脉闭锁的胎儿实施了首例胎儿肺动脉瓣成形术（fetal pulmonary valvuloplasty，FPV），术后 6 周穿孔的肺动脉瓣出现再狭窄，三尖瓣大量反流逐渐加重，这名女婴在 38^{+2} 周择期分娩。出生后接受经皮球囊肺动脉瓣成形术（percutaneous balloon pulmonary valvuloplasty，PBPV），并行改良 Blalock-Taussig（B-T）分流手术，放置一个 3.5mm 的人工管道，8 个月后人工分流管道被成功移除。患者现已 19 岁，存在轻度到中度的肺动脉狭窄，无需服用药物，未再接受其他手术干预，运动耐受好。经过近 20 年的发展，国内外多项临床研究证实胎儿肺动脉瓣成形术在技术上可行，且效果可靠，手术成功率约为 70%。Grady 等对 4 例平均胎龄 25 周的室间隔完整型肺动脉闭锁胎儿进行胎儿肺动脉瓣成形术治疗，取得了 100% 的技术成功，术后右心室发育和血流动力学均得到改善。Tulzer 等报道为 8 例室间隔完整型肺动脉闭锁或危重型肺动脉瓣狭窄（critical pulmonary stenosis，CPS）胎儿成功实施胎儿肺动脉瓣成形术，术后对右心系统发育情况进行评估，发现其同样得到改善。目前，接受肺动脉瓣成形术的胎儿出生后双心室修补率为 40.0%～70.4%。截至 2020 年 7 月，国际胎儿先天性心脏病介入治疗注册处（international fetal cardiac intervention registry，IFCIR）共计完成胎儿肺动脉瓣成形术 73 例。

2016 年，广东省人民医院完成我国首例胎儿先天性心脏病介入治疗，该中心医师团队与奥地利林茨儿童医院 Tulzer 团队合作为 1 例室间隔完整型肺动脉闭锁胎儿实施胎儿肺动脉瓣成形术，迈出了国内胎儿先天性心脏病介入治疗探索的第一步。次年，该团队又为 1 例室间隔完整型危重型肺动脉瓣狭窄胎儿成功完成了胎儿肺动脉瓣成形术。2018 年 6 月，上海专家团队为 1 例室间隔完整型危重型肺动脉瓣狭窄伴右心发育不良综合征胎儿成功实施了胎儿肺动脉瓣成形术，标志着国内医师团队可独立完成此类手术。2018 年 7 月，青岛市妇女儿童医院单中心团队独立为 1 例妊娠 26 周室间隔完整型肺动脉闭锁伴右心发育不良综合征胎儿实施胎儿肺动脉瓣成形术治疗，实现了国内胎儿先天性心脏病介入治疗最小胎龄的突破。截至 2018 年 12 月，青岛市妇女儿童医院团队已为 10 例室间隔完整型肺动脉闭锁胎儿和 2 例室间隔完整型危重型肺动脉瓣狭窄胎儿成功实施了胎儿肺动脉瓣成形术。

手术干预时机的选择是实现右心室再次发育的关键。多项研究发现，妊娠晚期出现室间隔完整型肺动脉闭锁的胎儿，其大部分右心发育不良的程度为轻至中度，出生后经过干预治疗多可实现双心室循环，无需行胎儿肺动脉瓣成形术干预；少数重度右心发育不良者因接近预产期，右心室无继续发育时间，错过胎儿肺动脉瓣成形术干预时机。因此，胎儿肺动脉瓣成形术主要针对妊娠早期出现右心发育不良的胎儿。国内室间隔完整型肺动脉闭锁伴右心发育不良综合征的超声诊断技术已成熟稳定，多可于妊娠中期（18～26 周）明确诊断。目前，国内胎儿肺动脉瓣成形术的干预时间为妊娠 $26^{+2} \sim 30$ 周，与国外报道基本一致。国内外仍缺乏长期大样本随访研究，胎儿肺动脉瓣成形术干预的最佳时机仍缺乏统一的客观评估指标，患儿出生后单心室循环结局的产前预测是今后研究的重要内容。国外学者已进行了一系列有益的探索，为我国胎儿肺动脉瓣成形术发展提供了借鉴。结合青岛市妇女儿童医院的临床资料显示，胎儿肺动脉瓣成形术后随访 2 周，胎儿超声心动图监测三尖瓣瓣环（tricuspid valve，TV）/ 二尖瓣瓣环（mitral valve，MV）、右心室内径（right ventricle，RV）/ 左心室内径（left ventricle，LV）、肺动脉瓣瓣环（pulmonary valve，PV）/ 主动脉瓣瓣环（aortic valve，AV）及三尖瓣反流（tricuspid regurgitation，TR）等指标明显改善，证实该技术可促进右心室发育。本中心已有 4 例胎儿肺动脉瓣成形术后胎儿出生，其中 2 例出生后早期实施经皮球囊肺动脉瓣成形术联合动脉导管支架置入治疗；1 例出生后 2 个月实施经皮球囊肺动脉瓣成形术；1 例出生后随访 5 个月，生命体征稳定未行手术干预治疗。以上 4 例患儿均实现双心室循环。根据文献报道，广东团队实施的 2 例胎儿肺动脉瓣成形术胎儿，1 例出生后行外科 B-T 分流术，1 例新生儿期实施经皮球囊肺动脉瓣成形术，最终获得双心室循环。上海团队完成肺动脉瓣成形术的胎儿出生后同样采用经皮球囊肺动脉瓣成形术治疗后获得双心室循环结局。

二、胎儿主动脉瓣成形术

左心发育不良综合征的共同特征是左侧心脏结构部分或完全缺乏支持体循环的能力。最严重的表现形式为二尖瓣闭锁、主动脉瓣闭锁，没有可识别的左心室解剖结构，此类疾病约占先天性心血管畸形的 1.4%。患有左心发育不良综合征的胎儿在宫内耐受良好，但分娩后由于动脉导管闭合导致全身低灌注、严重酸中毒，因此通常在数日内死亡。左心发育不良综合征胎儿出生后只能接受 Norwood 分期手术（包括体 - 肺分流术、双向格林手术、肺动脉下心室旷置术），随时都有发生循环衰竭的危险，且可能发生影响生活质量的远期并发症，如瓣膜功能障碍、蛋白丢失性肠病、血栓栓塞和严重心律失常等。该病患儿 5 年内生存率约 66%，应特别重视远期神经发育问题。1989 年，Maxwell 及 Allan 博士在英国成功进行了第一例胎儿主动脉瓣成形术，创造了胎儿先天性心脏病介入治疗这一新的分支学科。但直至 21 世纪初，Tworetzky 博士领导的波士顿团队在此领域发表了大量良好的临床数据，才有力推动了胎儿主动脉瓣成形术在严重主动脉狭窄伴左心发育不良综合征中的应用。截至 2019 年 4 月，国际胎儿先天性心脏病介入治疗注册处统计，胎儿主动脉瓣成形术占所有胎儿先天性心脏病介入治疗手术的 71.2%。胎儿主动脉瓣成形术可改善左心血流动力学，促进胎儿左心室发育及功能恢复，术后双心室循环修复率为 45% ~ 60%。由于考虑到严重主动脉瓣狭窄胎儿在妊娠晚期因存在脑供血不足从而导致神经系统损害的可能性，因此胎儿主动脉瓣成形术干预的"窗口期"多建议在妊娠 20 ~ 26 周。

2018 年，上海交通大学医学院附属新华医院专家团队为 1 例严重主动脉瓣狭窄胎儿实施了亚洲首例胎儿主动脉瓣成形术，实现了国内的技术突破。国内严重主动脉瓣狭窄伴左心发育不良综合征发病率低，实施该技术的经验十分缺乏，手术实施指征仍存有很大争议。因严重主动脉瓣狭窄伴左心发育不良综合征胎儿宫内情况进展性恶化，远期预后不佳,故国内《胎儿先天性心脏病诊断及围产期管理专家共识》建议对于严重主动脉瓣狭窄伴左心发育不良综合征胎儿应终止妊娠,但需结合家属意愿。国外学者研究显示,经主动脉瓣成形术治疗后的胎儿在出生后的随访过程中,其主动脉瓣膜病变逐渐改善,但左心室舒张功能障碍持续存在。因此,胎儿主动脉瓣成形术后实现双心室循环可能并不是评价胎儿主动脉瓣成形术成功的合适指标。Laraja 等对 52 例胎儿主动脉瓣成形术成功的活产儿进行了长期随访,借助多项神经评分系统对其进行神经系统发育评价,结果显示与未接受胎儿主动脉瓣成形术干预的儿童相比,胎儿主动脉瓣成形术后实现双心室循环的儿童其神经系统发育迟缓无明显改善。因此,国内外需精心设计临床试验研究,以便清楚的证明胎儿主动脉瓣成形术是否可以使严重主动脉瓣狭窄伴左心发育不良综合征胎儿真正长期受益。

三、胎儿房间隔成形术

进入 21 世纪后,为缓解左心发育不良综合征患儿新生儿期缺氧和血流动力学不稳定,有学者尝试应用胎儿房间隔成形术(fetal atrial septostomy,FAS)解决左心发育不良综合征伴高度限制性房间隔缺损解剖结构上异常和胎儿远期结局。为了获得永久性足够的房间隔缺损,现可采用不同的技术(球囊扩张成形术、房间隔造口术及支架置入术)。对于厚壁房间隔,支架置入术应优先于球囊扩张术,可避免房间隔回缩,但术后感染、血栓或支架栓塞晚期的风险增加。胎儿房间隔成形术的最佳干预时机尚不清楚,胎儿死亡和早产的风险必须与缓解左心房高压引起的肺部损害相平衡。国际胎儿先天性心脏病介入治疗注册处数据统计显示左心发育不良综合征伴高度限制性房间隔缺损患儿球囊房间隔成形术成功率为85.0%,出生后存活率为63.6%。

2018 年 8 月 1 例 44 岁孕妇(孕 5 产 1)于妊娠 27 周就诊于青岛市妇女儿童医院,胎儿超声心动图诊断为左心发育不良综合征伴限制性房间隔缺损(卵圆孔直径 1.0mm),升主动脉及横弓发育细小,家属救治意愿强烈,团队为其顺利实施胎儿房间隔造口术,在卵圆孔上方额外穿刺打孔,随访显示手术效果欠佳,最终选择终止妊娠,为该技术在国内开展积累了经验。左心发育不良综合征预后极差,根据国家卫生健康委员会先天性心脏病筛查要求,该病终止妊娠指征强烈。

第三节　胎儿先天性心脏病介入治疗伦理原则

随着产前筛查技术的发展,绝大多数胎儿的复杂性先天性心脏病可于妊娠早期被诊断,宫内干预涉及一系列伦理问题,在临床工作中较高比例的孕妇选择终止妊娠。随着胎儿先天性心脏病介入治疗的发展,在终止妊娠之前医务人员有责任与夫妇双方及家属交代胎儿先天性心脏病介入治疗的相关信息,为孕妇继续妊娠提供选择,也为改善胎儿出生后结局提供机会。在尽可能早的时间点准确预测预后,将指导夫妇双方及其家属做出最佳决策,这些决策包括:①终止妊娠;②在能够良好救治的医疗中心准备分娩;③成为改变进程并促进心脏发育的胎儿先天性心脏病介入治疗的候选者。有可能接受胎儿先天性心脏病介入治疗的胎儿先天性心脏病可分为以下两类：疾病从妊娠早期确诊到妊娠晚期恶化的心脏疾病；具有宫内死亡高风险和/或出生时危及生命的心脏疾病。

除胎儿窘迫需进行紧急剖宫产处置外，目前没有法律法规要求孕妇必须接受侵入性的胎儿治疗。胎儿侵入性治疗需慎重考虑决定，不仅要考虑尽早缓解胎儿疾病进展，更是为了能改善其远期预后。治疗预后涉及围产期护理、产后管理和随访，也包括社会因素。胎儿先天性心脏病介入治疗离不开夫妇双方及家属充分积极的配合，鉴于病情的复杂性及胎儿先天性心脏病介入治疗对孕妇和胎儿的潜在风险，需特别注意家属的知情同意权。任何医疗行为的合理选择都必须考虑到其缺陷和不足。知情同意权实施需向夫妇双方及家属提供准确、完整的医疗信息，包括益处和风险。医务人员需借助循证医学，以负责任的态度提供合理的临床观点，主要出发点必须是为了患者的利益。沟通过程中须尽可能避免"孩子""婴儿""母亲"和"父母"这样的词汇，应更多使用专业术语，如"胎儿""子宫"和"妊娠"，其内涵仅是解剖学或功能性表述。术语的选择不仅是一种语言选择，而且会对夫妇双方及家属的情感判断产生重要影响。

阐明胎儿先天性心脏病介入治疗的目的是增加胎儿双心室修复的机会，应该强调胎儿先天性心脏病介入治疗存在潜在风险，也包括不进行胎儿先天性心脏病介入治疗的风险和结果。借鉴最新的权威数据，明确告知夫妇双方及家属临床成功率的意义；向夫妇双方及家属说明胎儿先天性心脏病介入治疗的详细步骤和麻醉过程；需提醒夫妇双方及家属，胎儿先天性心脏病介入治疗并非独立的、最终的干预措施，胎儿出生后将需要进一步接受例如经皮瓣膜球囊成形术、动脉导管支架置入术，甚至心脏外科直视手术等干预措施。

目前，胎儿先天性心脏病介入治疗知情同意仍存在局限性。首先，是缺乏确定的有利病变预后的大样本临床数据研究。早期进行胎儿先天性心脏病介入治疗理论上可以尽早逆转胎儿心脏的病理改变，但越早做出干预决定，医师就越难找到疾病最终发展为单心室的临床证据。其次，胎儿先天性心脏病介入治疗相关的随机对照临床研究十分少见。目前多数人认为，只有设计合理、精心进行的前瞻性随机对照研究才足以克服对胎儿先天性心脏病介入治疗的偏见。对于上述局限性，夫妇双方更容易接受终止妊娠或胎儿先天性心脏病介入治疗，而拒绝冒险成为临床对照组。当然在无法提供治疗或治疗效果不理想的情况下应允许夫妇双方及家属选择终止妊娠。

知情同意只是沟通和咨询的一部分，建立一支多学科的专业团队克服不同执业医师临床背景的差异性非常重要。例如胎儿心脏病医师和儿科医师较产科医师对孕妇决策的重视程度相对要低一些，诊治重点往往集中在胎儿身上，难免会将胎儿利益置于孕妇利益之上。胎儿先天性心脏病介入治疗的相关伦理问题在很大程度上体现了临床试验、治疗创新和护理标准之间的过渡。目前，我们对胎儿先天性心脏病介入治疗的自信来源于其短期随访研究结果，以及对于胎儿期未干预的复杂先天性心脏病的长期预后的深刻认识。

总之，胎儿先天性心脏病介入治疗作为一种新兴的创新性先天性心脏病治疗技术，涉及的伦理问题较为突出，其目的是尽量减少孕妇及胎儿损害，通过正确的治疗实现孕妇、胎儿和未来儿童的最大利益。

（泮思林）

参 考 文 献

[1] RYCHIK J, SZWAST A, NATARAJAN S, et al. Perinatal and early surgical outcome for the fetus with hypoplastic left heart syndrome: a 5-year single institutional experience[J]. Ultrasound Obstet Gynecol, 2010, 36(4): 465-470.

[2] ALLAN L D. Development of congenital lesions in mid or late gestation[J]. Int J Cardiol, 1988, 19(3): 361-362.

[3] YAGEL S, WEISSMAN A, ROTSTEIN Z, et al. Congenital heart defects: natural course and in utero development[J]. Circulation, 1997, 96(2): 550-555.

[4] ARZT W, TULZER G. Fetal surgery for cardiac lesions[J]. Prenat Diagn, 2011, 31(7): 695-698.

[5] GOLOMBECK K, BALL R H, LEE H, et al. Maternal morbidity after maternal-fetal surgery[J]. Am J Obstet Gynecol, 2006, 194(3): 834-839.

[6] OEPKES D, MOON-GRADY A J, WILKINS-HAUG L, et al. 2010 Report from the ISPD special interest group fetal therapy: fetal cardiac interventions[J]. Prenat Diagn, 2011, 31(3): 249-251.

[7] GARDINER H M, KUMAR S. Fetal cardiac interventions[J]. Clin Obstet Gynecol, 2005, 48(4): 956-963.

[8] MCELHINNEY D B, TWORETZKY W, LOCK J E. Current status of fetal cardiac intervention[J]. Circulation, 2010, 121(10): 1256-1263.

[9] MIZRAHI-ARNAUD A, TWORETZKY W, MCELHINNEY D B, et al. Pathophysiology, management, and outcomes of fetal hemodynamic instability during prenatal cardiac intervention[J]. Pediatr Res, 2007, 62(3): 325-330.

[10] FOURON J C. The changing and complex relationship between paediatric cardiologists and life[J]. Cardiol Young, 2000, 10(6): 551-556.

[11] SCHIDLOW D N, TWORETZKY W, WILKINS-HAUG L E. Percutaneous fetal cardiac interventions for structural heart disease[J]. Am J Perinatol, 2014, 31(7): 629-636.

[12] PDDRA S R, PERALTA C F, CREMA L, et al. Fetal interventions for congenital heart disease in Brazil[J]. Pediatr Cardiol, 2014, 35(3): 399-405.

[13] KALISH B T, TWORETZKY W, BENSON C B, et al. Technical challenges of atrial septal stent place ment in fetuses with hypoplastic left heart syndrome and intact atrial septum[J]. Catheter Cardiovasc Interv, 2014, 84(1): 77-85.

[14] KOVACEVIC A, ROUGHTON M, MELLANDER M, et al. Fetal aortic valvuloplasty: investigating institutional bias in surgical decision-making[J]. Ultrasound Obstet Gynecol, 2014, 44(5): 538-544.

[15] WOHLMUTH C, TULZER G, ARZT W, et al. Maternal aspects of fetal cardiac intervention[J]. Ultrasound Obstet Gynecol, 2014, 44(5): 532-537.

[16] LARAJA K, SADHWANI A, TWORETZKY W, et al. Neurodevelopmental Outcome in Children after Fetal Cardiac Intervention for Aortic Stenosis with Evolving Hypoplastic Left Heart Syndrome[J]. J Pediatr, 2017, 184: 130-136.

[17] 中华医学会儿科学分会心血管学组, 中国医师协会儿科医师分会先天性心脏病专家委员会,《中华儿科杂志》编辑委员会. 胎儿先天性心脏病诊断及围产期管理专家共识 [J]. 中华儿科杂志, 2015, 53(10): 728-733.

第二章

胎儿心脏胚胎发育

心脏与大血管胚胎学是研究胎儿心脏和血管畸形发生与发展的基础，是先天性心脏病和血管畸形的诊治基础。在胚胎发育的前8周，心脏和血管逐渐成形，其过程十分复杂。不同部位的心血管组织在同一时段内同步进行着不同的形态发育，考虑到个体差异性及社会伦理，在人类胚胎发育过程中获得真实的、系统的观察研究结果非常困难。目前，大多心脏和大血管的胚胎学研究是通过观察实验动物胚胎期心血管发育演变获得的，部分研究结果仍主要依靠推断。尽管各种分子生物学技术越来越多地应用于胚胎学研究，但距完全解释人类心脏和血管胚胎的发育过程及机制仍有很长的路要走。心脏与大血管在胚胎发育过程中需大致经历旋转、分隔、移位和连接等衍化环节，各阶段异常均可导致胎儿先天性心脏病和血管畸形的发生。

一、原始心管发生

正常妊娠中，卵子在输卵管壶腹部与精子结合形成受精卵，在受精卵到达子宫时已变成实体的多细胞体，称为桑葚胚。桑葚胚在子宫内着床后（受精后第4天），胚内出现囊腔，称为胚泡。胚泡早期由外层细胞和内层细胞团组成，其中内层细胞团分化为外胚层和内胚层。

大约在桑葚胚着床后的第11天，胚泡内分化出两个腔，即羊膜腔和卵黄囊。两个腔的接触面犹如一个梨形的扁平盘，称为胚盘。胚盘由三层细胞构成：①外胚层细胞：在背侧与羊膜腔相连续；②内胚层细胞：在腹侧与卵黄囊相连续；③中胚层细胞：在外胚层与内胚层之间。位于外胚层的前心细胞移行至中胚层，与中胚层细胞增殖分化的前心内膜细胞聚集成群，相互连接，形成左右薄壁内皮管，称心内膜管。在两侧心内膜管融合的同时，其周围的脏壁中胚层细胞增殖变厚，形成外膜套。此时一条双层管的原始心管形成，两层之间隔以透明胶冻样细胞外基质，称为心胶质。心内膜管发育成心脏的内膜；心肌外膜则分化为成肌细胞和间皮细胞，前者发育为心肌膜，后者形成心外膜，即心包脏层。心胶质中随着间充质细胞的侵入，逐渐分化为心内膜下组织，最终形成心内膜垫、心球嵴、膜性室间隔和瓣膜等重要心脏结构。随着体节区域的快速发育生长，胚胎的外缘向腹侧弯曲，将两侧心管相互靠拢、融合成为单一的原始心管，在胚胎的第22~26天开始出现心管的搏动。

原始心管为心脏发育生长的基础，其外形上出现的多处膨出逐渐分化产生几个连续形态的分区。从头端至尾端依次为：主动脉干、心球、原始心室、共同心房及静脉窦。静脉窦的两侧为窦角，每侧窦角接纳同侧的脐静脉引流胚盘血液；卵黄静脉引流卵黄囊血液；主静脉引流胚胎本身血液。每一个形态发生区之间都存在向内的凹陷，位于球干交界处（动脉干和心球之间）者后来发育成半月瓣。原始心室将会发育成为左右心室的心尖部和流入道部；心球发育成圆锥部，最终发育成左右心室的流出道部及右心室的心尖部；房室管在原始心房和原始心室之间，以后发育为房室瓣；球室孔位于心球和原始心室之间的部位；窦房交界处在原始心房与静脉窦之间。

二、球室祥形成及房室隔形成

原始心管是一个单腔的直管，解剖分区较为粗略。在发育过程中，原始心管的头尾两端是固定的，心管的中部（相当于心球）向右侧扭转，呈凸面向右，凹面向左的弯曲。接着凸出部继续向右前方生长，逐渐使心球（以后发展为右心室）位于右前（有学者认为右心室体部起源于原始心室，右心室漏斗部起源于心球），原始心室（以后发展为左心室）则位于左后。这个过程称右侧成祥，这种球室祥的类型也称之为右祥。在成祥过程中如果方向相反，使心球转向左侧，位于左前，而原始心室位于右后则称之为左祥。

在球室成祥过程之前，共同心房是在原始心室之下。在成祥过程中，房室管向头侧（上方）移位。到成祥即将结束时，房室管便和心室几乎在同一水平面上。到成祥结束时，心房上升到心室之上，房室管和球干交界部处于同一水平。在成祥过程中，心内膜管的房室管部分、原始心室和心球形成房室管区、近侧横支、升支、远侧横支和终支五个直区。直区中间有四个弯曲：①在房室管与近侧横支之间，向右转90°；②在近侧横支与升支之间，向上转90°；③在升支与远侧横支之间，向内转90°；④在远侧横支与终支之间，向后转90°。每个弯曲均有一个大弯和一个小弯。

在成祥过程中期，心内膜管近端弯曲的大弯膨出，形成许多小梁，成为左心室的小梁部。升支的右背侧壁小梁成为左心室的小梁部。在心室发育过程中，心内膜小梁区上的心肌不断增大，使小梁逐渐变深，将心室腔分为两部分，中央部分为光滑的原始心脏管的膨大部分，称为心室窦部。原始心管的流入道（原始心室）段和流出道（近球）段发育快于原始孔，在其前下缘肌肉发育隆起的室间嵴呈矢状走向，称为原发隔。其间为第1室间孔，呈完整的矢状环形，除前缘为室间嵴外，其余边缘均为原始心管的壁。随着心祥形成、心室腔发育扩大，流入道段底部肌小梁紧合而形成室间隔的第二部分，分隔两侧心室的流入道部分，也称为流入道隔。房室孔也由左心室的后方向中线移行，而位于左右心室的后上方。原第1室间孔已不是完整的环形，前缘为肌部室间隔，此时称为第2室间孔（图2-1）。随着胚胎发育，流出道段内出现局部突起，类似房室管部位的心内膜垫，有远、近两对。两对的方位呈螺旋状，相互会合形成螺丝状的隔，该部分为室间隔的第三部分，称为流出道隔（球或圆锥动脉隔）。此时，上、下心内膜垫会合，成为中心心内膜垫，而将房室孔分隔成2个房室孔，原第2室间孔的上缘及后缘恢复完整，此时则称为第3室间孔，其口径已明显缩小趋于闭合，该部分为膜部间隔。因三尖瓣环横跨于其上，而将其分为两部分，三尖瓣环之上的为分隔左心室与右心房的膜部间隔，三尖瓣环之下的为分隔左、右心室部分的膜部间隔。膜部室间隔的形成将左、右心室完全隔开。

房室管逐渐膨大，由心胶质层形成的心内膜垫的前垫（又称上垫）和后垫（又称下垫），向房室管腔内突出，逐渐靠拢，前后垫相融合，将房室管分为二尖瓣管和三尖瓣管。前后

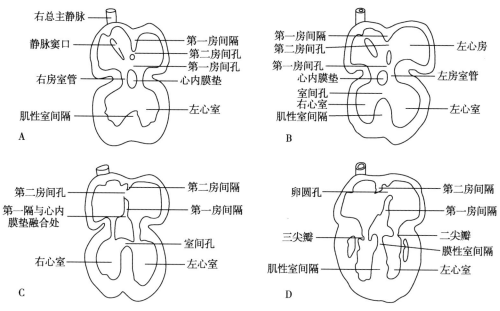

图 2-1　胚胎房间隔形成过程

心内膜垫融合的一部分形成二尖瓣的前叶和三尖瓣的隔叶；左侧心内膜垫形成二尖瓣的后叶；三尖瓣的前叶来源于前后心内膜垫，后叶来源于右侧心内膜垫。房室瓣叶起初为肌性组织，逐步分化为薄膜状的结缔组织。房室瓣的腱索、乳头肌由心室壁分层形成。在房室管分成三尖瓣管和二尖瓣管并发生房室瓣后，房室管就向右向内生长，三尖瓣口移行到右心室的流入道之上，二尖瓣口位于左心室的流入道之上。

三、圆锥干的分隔、移行及吸收

心球在发育过程中，衍化成右心室、圆锥和动脉干三部分。圆锥的近端与右心室相连接，远端与动脉干相连接；动脉干的近端与圆锥相连接，远端与主动脉囊相连接。由于圆锥和动脉干在胚胎发育的后期可以看作为一个整体，因此统称为锥干，其在胚胎发育早期也是单管直筒状结构。在发育过程中，右心室与圆锥交界的锥室交界部前内壁的近端及锥室交界部后壁的近端均发出锥干嵴。圆锥在整个发育过程中经历分隔、移行及吸收等过程。锥干嵴一和锥干嵴三逐渐融合，形成锥干隔，又将锥干分隔成主动脉锥干和肺动脉锥干。由于锥干嵴呈螺旋形，因此锥干也同样呈螺旋形。在锥干一和锥干三未融合前，主动脉圆锥近端由未分隔的圆锥左后壁构成，主动脉干由未分隔的动脉干的右壁构成，肺动脉圆锥由其右前远端构成，肺动脉干由其左前远端构成。此时，主动脉干与左心室右壁在同侧，肺动脉干壁与右心室左壁在同侧。由于在球室袢成袢时旋转 100°，而动脉干尚未旋转，因此主动脉圆锥在左，肺动脉圆锥在右。

在锥干嵴一和锥干嵴三已形成但尚未融合时，锥干的左、右壁发生，锥干嵴二和锥干嵴四，两者不融合。锥干嵴一融合成锥干隔时，在主动脉囊的背侧发生主肺动脉隔，向锥干隔生长并与之融合。这两个隔融合后，主动脉囊成为升主动脉和肺动脉干。在动脉干的近端，锥干嵴一、锥干嵴三的左半及锥干嵴二成为肺动脉瓣（左叶一、右叶三、前叶二），锥干嵴一、锥干嵴三的右半及锥干嵴四成为主动脉瓣（左叶一、右叶三、后叶四），一旦锥干隔与肺动脉干隔融合，动脉干逆时针旋转 90°～110°。此时，圆锥嵴相互会合形成圆锥间隔而最终分成两个管道，同时将圆锥段分成前外侧及后内侧圆锥。主动脉干移到主动脉圆锥（左边）的同侧；肺动脉干移到肺动脉圆锥（右边）的同侧。

圆锥在发育过程中被吸收缩短，主动脉下圆锥大部分吸收，主动脉瓣和二尖瓣形成纤维连续；肺动脉下圆锥吸收较少。因此，主动脉瓣与二尖瓣连接部位无肌肉组织，而肺动脉瓣与三尖瓣之间仍存在肌性圆锥结构。圆锥隔的近端部分与房室管右侧心内膜垫参与衍化成室上嵴。动脉干的分隔由动脉干隆起及主动脉与肺动脉间隔发育完成。主动脉与肺动脉间隔起源于第 4 与第 6 对主动脉弓之间主动脉囊的心外间隔，将远端动脉干分隔为升主动脉及主肺动脉。在动脉干近端，动脉干隆起相互会合形成动脉干间隔时，参与形成左、右侧的肺动脉瓣叶及主动脉瓣叶，背侧动脉干隆起参与形成主动脉无冠瓣叶，腹侧的动脉干隆起参与形成肺动脉瓣前叶。在未旋转前，升主动脉及主动脉瓣口同在右侧，主肺动脉与肺动脉瓣口同在左侧。由于主动脉弓位置固定圆锥动脉干顺时针旋转后，主动脉瓣口向左后方旋转，肺动脉瓣口向右前方旋转，以致升主动脉与主肺动脉从平行关系变成螺旋形关系。在头侧，升主动脉位于前右，与后内侧圆锥连接，而主肺动脉位于后左与前外侧圆锥连接。

四、原始心房发育及分隔

大约在心内膜垫发生时，原始心房背侧壁正中线处发育形成一个镰状薄膜，称第一隔或原始隔，它沿心房前后壁向心内膜垫方向生长。但隔的尾侧游离缘与心内膜垫之间留有一孔，为第一孔或原发孔，故左、右心房仍然相通。随着第一隔的增长，第一孔逐渐变小。但在第一孔封闭之前，第一孔的中上部被吸收，出现一些小孔，继而合并成一个大孔，称第二孔或继发孔。与此同时，第一隔的尾端与心内膜的左侧融合，但左、右心房经第二孔相通。

妊娠 35 天时，在第一隔的右侧，在心房背侧壁上又发生一个较厚的镰状膜，称第二隔或继发隔，它也向心内膜方向生长，并逐渐覆盖第一隔上的第二孔。第二隔下支继续向下生长，与心内膜垫融合，并向上支延伸。在第二个上下支间留有一个卵圆形的孔，称卵圆孔，位于第二孔尾侧，两孔头尾交错。第一隔薄而软，相当于卵圆孔的瓣膜。

胎儿时期，因右心房压力大于左心房压力，由下腔静脉进入右心房的血液，大部分经卵圆孔流入左心房，但血液不能从左心房流入右心房。出生后，由于左心房压力大于右心房压力，因此第一隔从左侧紧贴第二隔。出生后 1 年内两隔解剖愈合，卵圆孔闭锁，左、右心房完全分隔。房间隔右侧留有卵圆窝，第二隔下缘形成卵圆窝缘。

在第二孔形成时，如第一隔吸收面积过大，或吸收位置异常；或第二隔发育障碍而导致卵圆孔过大；或两者兼有，使第二隔不能完全覆盖卵圆孔，则形成第二孔型房间隔缺损，又称继发孔房间隔缺损。如第一隔未与心内膜垫融合，则形成第一孔型房间隔缺损，又称原发孔房间隔缺损。如静脉窦没有完全并入右心房和 / 或第二隔不正常发育，缺损位于卵圆窝之上，则形成静脉窦型或高位房间隔缺损。如第一隔和第二隔均未发生，则形成单心房。

五、静脉窦、右心房和肺动脉形成

在心房分隔的同时,静脉窦及其相连的静脉发生一系列变化。起初静脉窦开口于原始心房的尾侧壁,其左右大致相等,分别与同侧的总主静脉、脐静脉和卵黄静脉相连。以后由于静脉系统的变化,回心血液大部分经过右角,故妊娠 28 天时右角显著变大,并通过上、下腔静脉接受胚体各部及胎盘回流的血液,而左角变小。此时,窦房口也发生右移,从横位变成直立位。窦房口两侧组织突入右心房形成左右静脉瓣,又称窦房瓣。两瓣头端合并,向背侧延伸,形成位于第二隔右侧的假隔。在胚胎的第 7 周至第 8 周时,心房扩展很快,静脉窦右角并入右心房,原来通入静脉窦的上、下腔静脉便直接通入右心房。而原始右心房变为右心耳。右心房和右心耳之间为假隔变成的界嵴分隔。右侧静脉瓣上段消失,下段变为下腔静脉瓣和冠状静脉突瓣;左侧静脉与第二隔融合并入房间隔。静脉窦左角逐渐退化,其近端演变为冠状静脉窦,开口于右心房,远端演变为左心房斜静脉。左肺动脉近端来源于左第 6 对主动脉弓近端,远端来源自鳃弓后的纵行血管,右侧第 6 对主动脉弓近端衍生成右肺动脉。

六、左心房和肺静脉形成

妊娠 20～32 周,沿着肺内分支形成与肺小动脉相通的前毛细血管,其吻合仅短暂存在。肺从两个肺芽发育形成。肺芽表面有毛细血管丛,即内脏丛。随着肺的分化,部分内脏丛形成肺静脉丛,并最终发育为肺静脉。在原始左心房背侧壁第一隔靠左侧,肺静脉凸出形成肺静脉始基即总肺静脉,最终分化为左右两条肺静脉干,每条肺静脉干又分成两支,由于左心房的扩大,两侧肺静脉干及其分支先后并入左心房,于是四条肺静脉分别直接通入左心房,原始左心房演变为左心耳。

(邢泉生)

参 考 文 献

[1] 侯传举,邓东安,朱鲜阳,等. 彩色多普勒超声心动图与先天性心脏病介入治疗 [M]. 沈阳:辽宁科学技术出版社,2013:1-9.

[2] 杨思源,陈树宝. 小儿心脏病学 [M]. 北京:人民卫生出版社,2012:10-17.

[3] 高英茂. 奈特人体胚胎彩色图谱 [M]. 北京:人民卫生出版社,2004:83-11.

[4] 汪曾炜,刘维永,张宝仁. 心脏外科学 [M]. 北京:人民军医出版社,2003:9-25.

[5] 陈树宝,刘锦纷,孙锟,等. 先天性心脏病影像诊断学 [M]. 北京:人民卫生出版社,2004:3-11.

[6] 张玉顺,尹传贵,朱鲜阳,等. 结构性心脏病介入治疗新进展 [M]. 北京:世界图书出版公司,2008:13-28.

第三章

胎儿先天性心脏病介入治疗解剖基础

第一节　妊娠期子宫内组织解剖结构

妊娠期是一个不断变化发展的特殊生理时期,是卵子受精后经过一系列复杂变化至分娩结束的过程。随着妊娠的进展,孕妇各系统和器官均发生一系列生理改变,其中子宫变化最大。妊娠期子宫的变化主要表现为胎儿的生长发育、胎儿附属物(包括胎盘和羊水)的形成等,这些变化都不断促使子宫增大变软,子宫血管扩张、增粗及血流量增加。妊娠足月时,子宫血流量为 450～650ml/min,其中 80%～85% 供应胎盘,用来保证胎儿及胎盘循环,以维持胎儿的生长发育。

胎儿附属物包括胎盘、胎膜、脐带和羊水。胎盘由胎儿部分的羊膜、叶状绒毛膜和底蜕膜构成,具有物质交换、合成、免疫和防御等功能,在胎儿生长发育过程中起到重要作用。胎膜是由外层的平滑绒毛膜和内层的羊膜组成,通过维持羊膜腔完整起到保护胎儿的作用。脐带通过连接胎儿与胎盘,在母胎之间进行气体交换,提供营养物质,排出代谢产物。羊膜腔内的液体为羊水,起到保护孕妇和胎儿的作用。

妊娠期胎盘可附着于子宫的不同位置(图 3-1、图 3-2),对于具备明确胎儿介入手术指征的孕妇,术前检查发现胎盘附着于子宫前壁或侧壁者,手术穿刺可能发生胎盘血肿、胎盘早剥等情况。另外,血性羊水也可能影响患者遗传学检测的准确性。

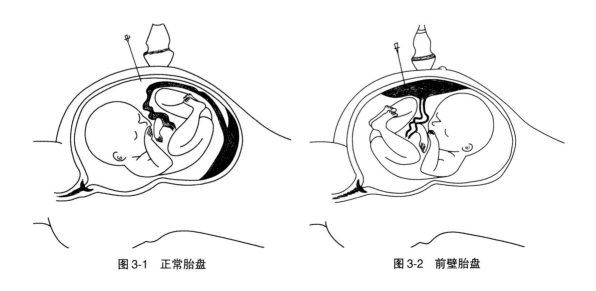

图 3-1　正常胎盘　　　　　　　　　　　　图 3-2　前壁胎盘

妊娠期羊水量是不断变化的，随着胎儿在孕妇体内不断生长发育，妊娠28周前胎儿小，羊水相对较多，胎儿位置容易发生变化，导致胎儿心脏介入手术位置随之改变，因此，在确定手术时机后，需由手术者、产科医师及超声医师共同根据胎儿位置确定手术方案，选择最佳手术穿刺点，保证手术顺利进行。而随着胎儿逐渐生长，胎儿活动空间变小，一旦胎儿位置较固定，易导致手术穿刺位置困难降低手术成功率。另外，孕妇羊水量的多少也是手术顺利进行的重要条件，孕妇羊水过多，子宫张力大，胎儿心脏介入手术为有创操作，存在手术刺激可能引起孕妇宫缩、胎盘早剥、胎膜早破、脐带脱垂等风险，继而影响母儿安全。需特别注意的是，手术要求孕妇在全身麻醉下取平卧位，需严密注意仰卧位低血压情况的发生，以上情况均需在手术过程中严密监测孕妇生命体征等变化。

第二节　围产期母胎循环特点

妊娠期胎盘内有胎儿和孕妇两套血液循环，两者各自独立，但可通过胎盘屏障进行物质交换。孕妇动脉血经子宫螺旋动脉进入胎盘绒毛间隙，与胎儿血进行交换后，经子宫静脉进入孕妇体内变成含氧量高的动脉血经脐静脉回流至胎儿。

一、胎儿血液循环特点

由于胎盘-脐带循环的存在和高肺循环阻力，所以胎儿心血管循环系统不同于出生后。主要表现为：①脐静脉含氧丰富，进入胎儿体内后分为三支：一支经静脉导管进入下腔静脉，另外两支均经肝静脉进入下腔静脉。下腔静脉为混合血，既有脐静脉含氧量较高的血液，还收集来自胎儿下半身含氧量较低的血液。②下腔静脉进入右心房的血大部分经卵圆孔进入左心房，与肺静脉来的少量血液混合进入左心室，然后进入主动脉直至全身。③上腔静脉进入右心房的血液和少量下腔静脉来的血液混合后进入右心室，随后进入肺动脉，由于胎儿肺循环阻力较大，因此肺动脉血液绝大部分经动脉导管进入主动脉，仅少部分进入肺，后经肺静脉进入左心房，左心房血液进入左心室，经过主动脉至全身后经腹下动脉最后再经脐动脉进入胎盘，与孕妇血液进行气体和物质交换，再通过脐静脉进入胎儿体内（图3-3）。

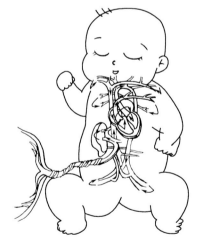

图3-3　胎儿血液循环

二、新生儿血液循环特点

胎儿出生后，一方面出现呼吸活动，肺循环阻力降低，另一方面胎盘血液循环中断，心血管循环逐渐发生改变，主要表现为：①脐静脉闭锁成为肝圆韧带，静脉导管闭锁为静脉韧带；②脐动脉大部分闭锁成为脐外部韧带，近侧段成为膀胱上动脉；③动脉导管闭锁成为动脉韧带，一般在出生后 3 个月达到解剖关闭；④出生后肺循环阻力降低，大量血液经肺静脉进入左心房，使其压力增高，卵圆孔开始关闭，一般在出生后 1 年实现解剖关闭。

（许　茜）

参 考 文 献

[1]　华克勤, 丰有吉. 实用妇产科学 [M]. 北京：人民卫生出版社, 2016, 46-54.

[2]　谢幸, 孔北华, 段涛. 妇产科学 [M]. 9 版. 北京：人民卫生出版社, 2018, 31-37.

[3]　李军, 陈必良, 朱军. 产前诊断技术与胎儿畸形评估 [M]. 西安：世界图书出版社, 2018, 132-133.

第四章

胎儿先天性心脏病介入治疗器材

随着胎儿先天性心脏病介入治疗的有效性和安全性在世界范围内得到证实,胎儿先天性心脏病介入治疗在胎儿医学和心脏病学领域得到了广泛的认可。尽管胎儿先天性心脏病介入治疗在不同的胎儿先天性心脏病治疗中患者选择和技术因素存在差异,对现有疾病治疗中应用的工具基本相同。但是,由于缺乏专门适用于胎儿先天性心脏病介入治疗的手术器材,所以值得我们再进一步探讨。

第一节　胎儿心脏超声扫描设备

实时二维超声心动图是最常用的胎儿心脏检查方法,胎儿超声心动图的图像质量受多种因素影响,如胎儿胎龄、孕妇腹壁脂肪层厚度、胎儿位置、有无肢体遮挡、羊水量及胎盘位置等。所以,在检查胎儿心脏时,要选择合适的超声扫描仪和探头,根据胎儿的不同情况相应调整超声扫描仪参数,如空间分辨率、时间分辨率、对比分辨率、增益和焦点位置等,以得到较满意的图像。临床上常用的胎儿超声扫描仪探头的频率范围在 2~8MHz,根据探查的深度不同,选用探头的频率也相应调整。探查深度越深,所选用的探头频率应相应越低。

一、二维灰阶超声心动图

超声分辨率是指超声扫描仪在图像上能够分辨的两点间最小距离,影响超声分辨率的因素包括空间分辨率、时间分辨率及对比分辨率。通过对图像深度和宽度的调节,将胎儿心脏区域置于图像的中心位置,调整探头入射角度,尽量从胎儿肋骨间的心尖部入射探查。同时要避开胎儿的胸骨及其附属物的遮挡,尽量选择一个焦点来提高图像帧频,从而增强图像质量。通过降低图像深度,缩小扫查扇面的宽度,调节取样框的位置和大小,并将其置于胎儿心脏的区域,将所选取区域的图像放大至 1.7 倍左右,以获得最佳图像质量。由于胎儿的心率较快,所以对于心肌、瓣膜和血流运动不易观察,但是可用回放功能来反复观察。

二、彩色多普勒超声心动图

彩色多普勒血流显像技术属于彩色编码频移显示法,即在二维图像的基础上,采用自相关技术,快速获得血流信息,并用彩色图像进行编码叠加于二维灰阶图像上的一种显像方法。为了获得更准确的彩色多普勒信息,应选择较小的彩色取样框提高帧频以增强图像的质量。速度标尺、彩色增益、壁滤波应选择在合理的范围内：速度标尺选择范围过大，会出现将要观察的彩色血流显示不良；速度标尺选择范围过小，当血流速度过快、超过 Nyquist 频率极限时，则会出现彩色血流倒错的现象。彩色增益设置过高而壁滤波设置过低，会出现彩色外溢现象；彩色增益设置过低而壁滤波设置过高，则会出现彩色血流显示不良。

总之，二维灰阶超声和彩色多普勒超声之间的关系应该是相互平衡的，在日常工作中应该针对胎儿的不同情况，适当的调整超声诊断仪器的各项参数以提高图像质量，从而提高超声诊断的准确率。

三、超声波的生物学效应

超声波的生物学效应包括热效应、机械效应和空化效应，虽然三种生物学效应会对机体产生一定的影响，但是诊断剂量的超声波是安全无害的。到目前为止，尚无明确的科学研究结果证明超声波的生物学效应会对胎儿产生明显的不良影响。

1. 热效应　超声波在生物体内传导时，其振动产生的能量会被生物体吸收从而转化为热能，导致机体组织温度升高，从而造成机体组织损伤。目前，我们常用热指数来评估机体温度升高的程度。

2. 机械效应　超声波作为一种机械波，在生物体内传导时产生的声压、振动、位移会使生物体内细胞的结构、功能受到一定的影响。通常用机械指数来评估机械效应，即超声弛张期负压峰值与超声频率的平方根之比。

3. 空化效应　超声波在生物体内传导时，机体内液体当中的微小气泡在超声波的振动下产生共振的过程。如果微小气泡的大小适当，且暴露在交变声压下微小气泡能够保持恒定而不破裂，则称之为稳态空化；如果微小气泡在声场的作用下发生剧烈的收缩膨胀而崩溃，称之为瞬态空化。瞬态空化的微小气泡在崩溃的瞬间会发光、发热和产生自由基，从而对空化中心附近的细胞结构产生损伤。

四、超声波的安全剂量

当超声波的照射强度和照射时长超过一定的安全剂量之后，会使机体的温度升高，从而导致机体的细胞、组织、器官遭到一定的损伤，因此了解超声波的安全剂量对于其临床应用十分重要。

胎儿超声心动图检查虽然没有明确的输出功率限制，但在日常工作中应尽可能使用较小的超声能量来进行检查，尽量降低暴露剂量来获取诊断所需的所有信息。因此，胎儿超声心动图在日常工作中应遵循以下几点：①超声强度应 $<100\text{mW/cm}^2$ 或聚焦的超声强度 $<1\text{W/cm}^2$；②早孕期的热指数 <0.5，如果热指数介于 $0.5\sim1.0$ 之间时，检查时间应控制在 30 分钟以内；③机械指数在有气体存在的条件下应 <0.4，在无气体存在的条件下可以在保持较低水平的情况下适当增加；④早孕期超声定量、定点持续照射时间应严格控制在 $5\sim10$ 分钟，并且总照射时间应 <60 分钟。

第二节　胎儿先天性心脏病介入治疗所需设备

一、穿刺针

胎儿先天性心脏病介入治疗所应用的穿刺针多借鉴羊水穿刺相关经验。据了解,国内医疗中心所使用的羊水穿刺针大部分是日本 Hakko 公司生产的八光穿刺针,是一种带菱形针尖的套管针。除了锋利、穿刺性能强且富有弹性不易折断等特点外,该穿刺针内外壁光滑,对机体组织(胎儿心脏)损伤小,针尖经特殊加工,超声下针尖显影清晰,利于超声引导下胎儿先天性心脏病介入治疗的开展。常用穿刺针为22G(外径0.71mm,内径0.41mm)、19G(外径1.06mm,内径0.70mm)、18G(外径1.26mm,内径0.90mm),可选择长度包括150mm、180mm、200mm,可满足不同穿刺深度需求。胎儿先天性心脏病介入治疗多在妊娠26周以后进行,羊水深度一般在6cm左右,因此,多选择18G×150mm的穿刺针。穿刺针的长度足够穿过孕妇腹壁、子宫壁和胎儿胸壁,进入胎儿心腔。与美国 COOK 公司的穿刺针相比,Hakko 公司的针尖斜面夹角度小,对胎儿心肌壁损伤更小,但对球囊选择有所限制。国内 COOK 公司的穿刺针长度多为9.0~15.0cm,不能满足胎儿先天性心脏病介入治疗的需求(图4-1)。

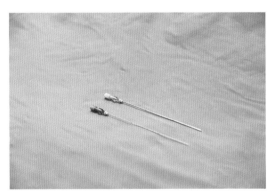

图4-1　胎儿先天性心脏病介入治疗用穿刺针

在胎儿先天性心脏病介入治疗过程中,只要胎儿心脏医师操作足够熟练,就没有必要进行开放性手术暴露子宫。穿刺过程中超声成像平面需连续进行调整,以便将整个针尖和目标瓣膜都包括在同一切面视野内,直至针尖穿过左心室或右心室进入狭窄或闭锁的目标瓣膜。手术过程中穿刺针有时可能需要穿过胎盘或胎儿肝脏,这对穿刺针组织损伤性要求更高。对于胎儿先天性心脏病介入治疗中出现的胎儿心动过缓需要药物复苏治疗者或心包积血出现压塞者,我们选择外径更细的22G穿刺针进行注射药物或心包穿刺引流。

二、导丝及球囊导管

目前,国内没有进行胎儿先天性心脏病介入治疗专用的微导丝(图4-2),主要应用0.014

英寸冠状动脉导丝, 术前需预先安装在冠状动脉球囊导管内备用。受穿刺针内径限制, 本中心采用的冠状动脉球囊导管内径为 2.5 ~ 3.0mm（图 4-3）, 但球囊长度为 1.5mm, 术中球囊扩张用力过大可能损伤右心室流出道心肌, 因此急需改进工艺技术获得更短、更适用于胎儿先天性心脏病介入治疗的球囊导管。术中需在升主动脉或主肺动脉内借助超声成像清楚地显示冠状动脉导丝后送入球囊导管, 借助标记及超声成像将球囊的 2/3 置于升主动脉或主肺动脉内, 避免扩张时损伤流出道心肌。冠状动脉球囊需被压力泵装置反复扩张 2 ~ 3 次（图 4-4）。本中心产科医师负责孕妇及胎儿的体外穿刺操作, 超声医师负责全程超声引导,

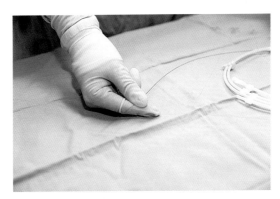

图 4-2　胎儿先天性心脏病介入治疗用导丝

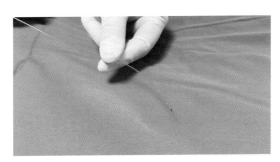

图 4-3　胎儿先天性心脏病介入治疗用球囊导管

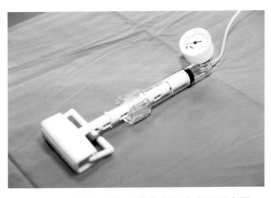

图 4-4　胎儿先天性心脏病介入治疗用压力泵

胎儿心脏科医师负责操纵球囊导管和导丝。瓣膜或房间隔扩张后，不要试图将球囊回收入穿刺针，这样可能会造成球囊从穿刺针上被剪切断而脱落于胎儿心腔内。术后应将整个扩张系统（球囊导管＋导丝）（图 4-5）作为一个整体从胎心和孕妇体中快速拔出。使用支架代替冠状动脉球囊是行房间隔扩张手术的一种选择，目前国内尚无该技术的相关经验。

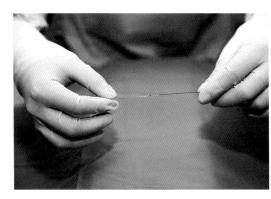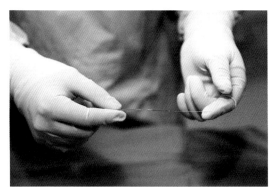

图 4-5 胎儿先天性心脏病介入治疗用球囊导管、导丝组合

胎儿先天性心脏病介入治疗完成后，需用超声扫描仪密切进行胎儿心率和心功能评估。除了对手术效果的初步评估外，脐带和脑多普勒超声还可用于评估胎儿血流动力学稳定性。如果胎儿出血过多，通常在手术后第 2 天测量大脑中动脉收缩期峰值速度以检测胎儿是否存在贫血（多为主观评价）。术中存在严重的胎儿出血和心脏压塞、持续性心动过缓和 / 或心搏骤停的胎儿，可在胎儿先天性心脏病介入治疗干预后即刻或术后第 7 ～ 10 天进行磁共振成像检查，通过评估水扩散限制（弥散加权）来检测急性期胎儿脑损伤。

第三节　多中心登记数据库

数据库是一个有组织的中心网络管理数据库，多中心为共同的研究目的提供临床数据。数据库需数据分析师、研究人员和医师共同工作，从汇集的数据中产生新的信息，这些数据可能会指导治疗和护理，改善治疗结局。通过综合来自多个中心的病例，数据库可创建更大的研究数据池，无需额外增加临床试验费用。多中心数据登记中心提供的样本群体具有更高的变异性，可以更好地代表更大的群体。因此，登记数据中心使用的是聚合数据，是研究罕见疾病、并发症或不良反应的理想选择。

目前，婴儿、儿童和成人先天性心脏病数据主要记录在三个国际性的注册机构。美国胸外科医师学会（the American Society of Thoracic Surgeons，ASTS）是美国开发的第一个数据库系统，其目的是跟踪需要外科干预的心脏病，已包含超过 500 万个外科数据。另外两个主要的心脏注册机构为欧洲心胸外科协会（the European Association for Cardio-Thoracic Surgery，EACTS）数据库和日本先天性心血管外科数据库（the Japanese Congenital Cardiovascular Surgery Database，JCCVSD），都已成为心脏病手术患者的权威性数据库。这些登记数据库目前都没有收集具体的产前干预数据,但 ASTS 计划将在数据库升级中加入产前干预和产妇产前变量因素。

在 Moon Grady 教授和同事的努力下,于 2010 年成立的国际胎儿先天性心脏病介入治疗注册处,旨在收集胎儿先天性心脏病介入治疗的临床资料,监测被转诊或接受胎儿先天性心脏病介入治疗的罕见先天性心脏病病例的状况。2015 年,该组织委员会讨论了该项目的初步经验,详细解释了建立胎儿先天性心脏病介入治疗注册的重要性,并阐明了数据库存在的许多缺点和不足,如注册机构运作欠规范、个别机构/道德审查委员会批准的必要性、地方法律法规的影响及信息中心安全性等。国际胎儿先天性心脏病介入治疗注册处正努力克服这些缺点,与建立胸科医师协会国家数据库一样,利用国家组织和人员的支持促进登记数据库的发展,减少流程的复杂性,提高数据的准确性。国际胎儿先天性心脏病介入治疗注册处目前已成为覆盖全球 39 个胎儿干预医疗中心的集合体,致力于收集所有胎儿先天性心脏病介入治疗的病例数据资料,截至 2019 年 4 月,注册处已经收集了超过 600 个胎儿先天性心脏病介入治疗的病例。登记中心工作的初步报告显示出了希望,并很可能为改善胎儿先天性心脏病介入治疗方面铺平道路。

多中心胎儿先天性心脏病介入治疗登记的首要目的是建立大型数据库,用于发现罕见的相关性,并最终改进护理和干预技术,对提高罕见疾病的研究及其治疗极为有益。在最近几十年里,胎儿先天性心脏病介入治疗已经从胎儿心脏病学的实验性阶段进展到切实解决出生前先天畸形的一个可行的临床方法。2015 年,国际胎儿先天性心脏病介入治疗注册处报告中重点指出,接受这些干预的先天性心脏病患儿在其出院时比未接受干预的患儿更有可能改善心血管结局,该结论使得胎儿先天性心脏病介入治疗朝着正确的方向迈出了重要的一步。虽然国际胎儿先天性心脏病介入治疗注册自推出以来发展缓慢,但其网络规模的发展令人备受鼓舞,合作的医疗中心数量已增长到其初始规模的近 10 倍,持续的进展和参与将是国际胎儿先天性心脏病介入治疗注册成功的关键。

注册数据库和多中心研究通过为进一步创新提供分析和汇总数据支持,有利于胎儿先天性心脏病介入治疗领域的发展。一些政治、伦理和社会障碍,将为国际胎儿先天性心脏病介入治疗注册处的进一步发展带来障碍。然而,建立一个统一的数据收集系统很可能促进医疗护理水平,增加患者的选择机会,并最终改善全世界的母婴结局。

总之,目前用于胎儿先天性心脏病介入治疗的器材相对单一,亟待研发专门适用于胎儿先天性心脏病介入治疗的器材,以降低手术风险。最重要的是,胎儿先天性心脏病介入治疗的成功更依赖于一个专业的多学科团队及国际范围的合作。

（陈涛涛　泮思林）

参 考 文 献

[1] TWORETZKY W, MCELHINNEY D B, MARX G R, et al. In utero valvuloplasty for pulmonary atresia with hypoplastic right ventricle: techniques and outcomes[J]. Pediatrics, 2009, 124(3): e510-e518.

[2] PEDRA S F, PERALTA C F, PEDRA C A C. Future direction of fetal interventions in congenital heart disease[J]. Interv, 2013, 2(1): 1-10.

[3] PEDRA S R, PERALTA C F, CREMA L, et al. Fetal interventions for congenital heart disease in Brazil[J]. Pediatr Cardiol, 2014, 35(3): 399-405.

[4] TAVARES N M, FRERREIRA S G, BENNINI J R, et al. Longitudinal refer ence intervals of maternal-fetal Doppler parameters[J]. Rev Bras Ginecol Obstet, 2013, 35(1): 33-38.

[5] GOMES N O, MARINS M, BOTELHO R D, et al. Feasibility and reproducibility of diffusion-weighted magnetic resonance imaging of the fetal brain in twin-twin transfusion syndrome[J]. Prenat Diagn, 2014, 34(12): 1182-1188.

[6] MURAKAMI A, HIRATA Y, MOTOMURA N, et al. The national clinical database as an initiative for quality improvement in Japan[J]. Korean J Thorac Cardiovasc Surg, 2014, 47(5): 437-443.

[7] MOON-GRADY A J, MORRIS S A, BELFORT M, et al. International fetal cardiac intervention registry: a worldwide collaborative description and preliminary outcomes[J]. J Am Coll Cardiol, 2015, 66(4): 388-399.

[8] O'BRIEN S M, JACOBS J P, PASQUALI S K, et al. The society of thoracic surgeon's congenital heart surgery database mortality risk model: part 1-statistical methodology[J]. Ann Thorac Surg, 2015, 100(3): 1054-1062.

[9] JACOBS J P, O'BRIEN S M, PASQUALI S K, et al. The society of thoracic surgeon's congenital heart surgery database mortality risk model: part 2-clinical application[J]. Ann Thorac Surg, 2015, 100(3): 1063-1070.

[10] DONOFRIO M T. The power is in the numbers: using collaboration and a data registry to answer our burning questions regarding fetal cardiac intervention[J]. J Am Coll Cardiol, 2015, 66(4): 400-402.

第五章

胎儿先天性心脏病介入治疗孕妇围手术期管理

胎儿先天性心脏病介入治疗是一种侵入性操作,涉及孕妇及胎儿,存在宫内感染、早产等手术并发症,严重者可发生胎盘早剥甚至羊水栓塞等严重并发症,威胁孕妇的安全,同时该技术还存在胎死宫内的可能性。为保证孕妇及胎儿安全,必须重视孕妇围手术期管理,严格把握手术适应证及手术禁忌证,遵守伦理原则,做好充分术前准备及心理评估,通过多学科综合管理来尽可能实现孕妇及胎儿的安全。

第一节 孕妇伴发疾病的处理原则

随着妊娠的发展,孕妇身体各器官、系统发生一系列适应性改变,也可出现不同程度的妊娠相关并发症,或孕妇基础疾病在妊娠期发生变化。对于拟行胎儿先天性心脏病介入治疗的孕妇来说,需由产科医师仔细识别、评估及处理孕妇伴发疾病,在充分保证孕妇安全的前提下施行手术,获得理想的手术结局。

一、妊娠期高血压疾病

妊娠高血压发生率为 5%~12%,若孕期血压控制不稳定,易并发孕妇脏器功能损害,导致子痫、胎盘早剥,甚至胎死宫内等情况发生,严重威胁孕妇及胎儿安全。妊娠期高血压疾病不是胎儿先天性心脏病介入治疗的绝对禁忌证,但术前仍需严密评估患者病情,具体措施如下。

1. 控制血压 孕妇血压需控制在 130~140/80~90mmHg(1mmHg=0.133kPa),血压不宜控制过低,否则会使胎盘血供减少。

2. 注意孕妇是否有头痛、头晕、眼花等改变;是否有上腹部、肝区不适;是否有下腹坠痛伴或不伴阴道流血;胎动是否正常等。若存在上述任一不良情况,则需高度重视,结合血压情况及辅助检查结果判断疾病发展程度。

3. 完善辅助检查 实验室检查包括:血常规、凝血常规、生化检查、免疫检查及 24 小时尿蛋白检测;超声检查包括:超声心动图,消化系统、泌尿系统超声,眼底及心电图检查。

4. 监测胎儿宫内情况 通过胎心监护和胎儿超声检查监测胎儿大小、羊水量、胎盘位置、脐血流。

综上判断疾病严重程度,若为妊娠高血压,血压稳定者可在严密监测下行胎儿先天性心脏病介入治疗；若疾病发展至子痫前期，需权衡利弊，不应一味追求胎儿结局而影响孕妇安全。

二、妊娠糖尿病

由于存在妊娠期胰岛素抵抗，孕妇血糖升高，所以可能出现妊娠糖尿病或孕前糖尿病加重的情况。若血糖控制不佳，易并发妊娠期高血压疾病、酮症、感染和羊水过多等，同时可出现胎儿发育异常甚至胎死宫内等。羊膜腔穿刺术有 1%~3% 的羊水溢漏率，存在羊膜绒毛膜炎的风险，所以对伴有糖尿病的孕妇需严格控制血糖。控制目标为：妊娠糖尿病患者，餐前 30 分钟血糖 ≤5.3mmol/L，餐后 2 小时血糖 ≤6.7mmol/L，糖化血红蛋白 <5.8%；妊娠合并糖尿病患者，餐前 30 分钟血糖 ≤5.6mmol/L，餐后 2 小时血糖 ≤7.0mmol/L，糖化血红蛋白 <5.8%。

血糖异常且控制欠佳者需提前入院调整血糖：①注意孕妇血压及水肿情况；②完善实验室检查，包括血常规、凝血常规、尿常规、糖化血红蛋白、生化检查、眼底检查及心电图检查；③监测胎儿宫内情况，包括胎心监护和胎儿超声。

由营养科提供膳食营养指导，同时注意预防低血糖情况的发生。由于胎儿先天性心脏病介入治疗需要在全身麻醉的诱导下进行，因此对于应用胰岛素控制血糖的孕妇，术前 1 天停用长效胰岛素及手术日停用全部胰岛素。除了常规监测晨起血糖外，需留取尿常规注意尿酮情况。术中密切监测血糖，特别是对于因调整胎儿体位而延长术前等待时间的孕妇，应格外注意血糖变化，根据血糖情况选择适当液体，必要时使用小剂量胰岛素持续静脉滴注，维持血糖在 6~10mmol/L。

三、妊娠合并传染性疾病

妊娠合并传染性疾病：①妊娠合并乙型肝炎。有研究表明，当孕妇的乙型肝炎表面抗原阳性时，监测血液中乙型肝炎病毒定量，当病毒定量 >10^7copies/ml 时，行胎儿先天性心脏病介入治疗会导致母胎间传播风险明显增加。所以，对于乙型肝炎病毒阳性的孕妇，术前应常规行乙肝五项检查，尤其对于乙肝表面抗原阳性合并乙肝 e 抗原阳性的孕妇，术前必须行乙型肝炎病毒 DNA 检测，定量应 <10^7copies/ml。同时行消化系统超声及肝功能监测，注意是否为肝炎活动期及有无肝硬化等表现。②对于合并梅毒和获得性免疫缺陷综合征的孕妇应充分告知母胎间传播的风险。

四、其他疾病

1. Rh 阴性血型孕妇　对于血型为 Rh 阴性的孕妇，由于胎儿先天性心脏病介入治疗会增加胎儿、孕妇的输血风险，可引起胎儿溶血、贫血、水肿综合征等，所以对于血型为 Rh 阴性的孕妇，应在术后及时注射抗 D 免疫球蛋白。

2. 妊娠伴心脏疾病　妊娠伴心脏疾病的孕妇，胎儿先天性心脏病介入治疗对孕妇本身影响较小，但仍需充分考虑麻醉、手术时间及长时间平卧体位等对孕妇心脏疾病的影响，所以对于心功能不能达到 I 级的孕妇不适合施行手术。术后应根据心脏疾病情况与心内科医师讨论后给予处置。

3. 前置胎盘 对于前置胎盘的孕妇,术前应仔细辨别胎盘位置和穿刺点的关系,虽然前置胎盘并非手术绝对禁忌证,但仍需考虑到穿刺术后可能发生胎盘损伤、出血及感染的可能性。

4. 对于伴有先兆流产或早产(经阴道超声提示孕妇宫颈管长度 <2.5cm)、阴道异常流血、感染症状(体温连续监测两次 >37.1℃,血常规白细胞计数 $>15\times10^9$/L,中性粒细胞百分比 >85%,C 反应蛋白 >8mg/L)、阴道炎、凝血功能异常及血小板计数 $<70\times10^9$/L 的孕妇,视为手术禁忌。

第二节 孕妇术前准备

对于有胎儿心脏发育异常的孕妇,经胎儿医学中心等多学科会诊后拟行胎儿先天性心脏病介入治疗,术前应监测生命体征,仔细询问病史包括孕期有无并发症(如妊娠期高血压疾病、妊娠糖尿病等),既往有无心脏疾病及相关手术史和特殊用药史,有无家族疾病史,既往实验室检查有无明显异常。同时进行体格检查,监测胎儿宫内情况,完善辅助检查,综合判断孕妇情况,排除禁忌证后安排术前准备。

一、常规准备

1. **超声检查** 包括一般胎儿超声检查和胎儿超声心动图检查。①一般胎儿超声检查包括:胎儿体位、大小、羊水量、胎盘位置、脐血流及宫颈管长度,同时检查胎儿是否合并其他发育异常等;②术前需动态检查胎儿超声心动图,注意多切面、多方位连续扫描,观察胎儿体位变化。

2. **实验室检查** 血常规、C 反应蛋白、尿常规、凝血常规、生化检查、外科常规、血型及白带常规检查,完善心电图及超声心动图检查,同时对于妊娠超过 28 周的孕妇常规术前备血,以应对手术时及术后急诊剖宫产的可能。

3. **药物准备** ①硫酸镁:术中及术后应用硫酸镁(5% 葡萄糖 500ml +25% 硫酸镁 40ml,以 1g/h 速度静脉滴注)抑制宫缩,用药过程需严密监测孕妇呼吸、尿量及膝反射;②地塞米松:考虑到手术后可能因感染、胎盘早剥等急症终止妊娠,对于妊娠超过 28 周的孕妇在胎儿先天性心脏病介入治疗及遗传学检测取样结束后,常规给予地塞米松 10mg 羊膜腔内注入促进胎儿肺成熟,减少早产导致的新生儿呼吸窘迫综合征的发生率。

4. **遗传学检测** 按规范流程术中抽取羊水标本进行遗传学检测。

5. **其他** 孕妇术前常规禁饮食 8 小时,保证休息,进行心理指导,消除紧张情绪,保证手术顺利进行。本中心经验:胎儿先天性心脏病介入治疗多选择在上午进行(8 时左右),孕妇术前 1 日夜间开始禁食即可,符合平时饮食规律,仅需禁食早餐一顿,对孕妇血糖影响较小,利于晨起胎儿活动,更易获得理想胎位。若选择下午进行手术,孕妇的早餐及午餐受影响,不利于血糖稳定,尤其是合并妊娠糖尿病或糖尿病合并妊娠者。若胎儿持续无法到达理想位置,同样不建议孕妇过长时间等待,手术可更改次日进行。

二、心理准备

对于胎儿心脏发育异常的孕妇及亲属,心情往往处于焦虑、抑郁状态,同时胎儿先天性心脏病介入治疗又是一种有创的侵入性治疗方式,胎儿、孕妇存在潜在风险,在一定程度上加重孕妇及亲属的心理负担。孕妇的不良情绪可影响麻醉效果、术后病情观察,可能使孕妇基础疾病加重影响孕妇及胎儿安危。对于拟行胎儿先天性心脏病介入治疗的孕妇在完善常规术前准备后,应制定相对应的心理干预措施,包括:①主管医师和护士应沟通并详细了解孕妇病情,向孕妇介绍手术地点、时间,麻醉、手术方法及并发症处理办法等;②注意倾听孕妇的合理性诉求,确保其充分知情,以提高其配合度,消除其紧张心理;③与孕妇亲属进行单独沟通,以多方面了解孕妇心理变化;④对于处于明显焦虑状态的孕妇,建议在专业心理科室医师的指导下填写抑郁自评量表(self-rating depression scale, SDS)和焦虑自评量表(self-rating anxiety scale, SAS),根据结果评估孕妇心理,制定对应干预措施。有效的健康教育和心理干预不仅能稳定孕妇的心理状态,降低手术应激反应,提高手术成功率,而且最终能使医患双方在努力实现良好母胎结局上达成一致。

第三节 孕妇术后管理

一、术后常规管理

胎儿先天性心脏病介入治疗由于涉及孕妇及胎儿,所以术后不仅需要严密监测孕妇的生命体征及宫内情况,还需密切观察胎儿心率变化,通过提高术后综合管理水平,避免孕妇出现严重并发症,降低胎儿宫内窘迫发生率,提高胎儿术后存活率。

1. 麻醉后管理 手术采用全身麻醉,术后应注意:①心电监测 6 小时,观察孕妇生命体征变化;②术后禁食 8 小时、禁饮 2 小时,手术当日给予流质饮食,注意孕妇能量的补充;③术后采取稍微左倾卧位和适当氧气吸入,以保证胎盘胎儿血供、氧供,同时预防仰卧位低血压的发生。

2. 产科管理 ①术后给予硫酸镁抑制宫缩(5% 葡萄糖 500ml + 25% 硫酸镁 40ml,按 1g/h 的速度静脉滴注),注意监测孕妇呼吸、尿量及膝反射;②应用抗生素预防感染。由于胎儿先天性心脏病介入治疗为有创操作,且穿刺针直接进入胎儿心脏,因此应给予头孢二代抗生素静脉滴注预防感染,监测孕妇体温、脉搏,术后体温升高伴或不伴有脉搏增快,结合血常规及炎性指标变化,及早识别宫内感染;③监测胎儿宫内情况,手术日当天监测胎心,每 2 个小时 1 次,妊娠 32 周后每天行胎心监护至分娩出院;④术后动态复查血常规了解血红蛋白是否下降,判断是否有宫内慢性内出血等情况;⑤其他:注意穿刺点出血情况、宫缩及子宫张力,观察阴道分泌物,及早识别术后胎膜早破、胎盘早剥等相关并发症。

3. 胎儿管理 术后即刻观察有无胎儿心包积液和胎儿心动过缓等情况发生,术后 1 天复查产科超声观察胎盘、脐血流及宫颈管等变化,术后 3 天复查胎儿超声心动图观察胎儿心脏血流动力学变化。

4. 孕妇管理 由于地高辛易于穿透胎盘屏障，使胎儿血清中的药物浓度与母亲的接近，对胎儿心力衰竭有强心作用且无明显副作用和致畸作用，所以对于无地高辛禁忌证的孕妇，术后予地高辛片口服（0.25mg，1次/d），连续7天。口服地高辛期间，需要注意孕妇有无头晕、恶心、呕吐、心动过缓等情况，术后3天复查心电图，对伴有妊娠期相关疾病的孕妇术后处理原则同孕前。术后孕妇及胎儿情况稳定，可于术后第4天出院。

二、随访及终止妊娠

孕妇出院后建议每2周复诊，复查胎儿超声心动图，观察胎儿心脏发育情况及相关心血管参数指标变化。若孕妇情况及胎儿宫内情况稳定，根据产科情况，适时终止妊娠，若随访过程中发现需要再次行宫内干预的孕妇，如不具备手术条件，应根据产科情况提前终止妊娠，患儿接受出生后治疗。考虑到妊娠37周出生的新生儿仍有可能发生新生儿呼吸窘迫综合征的风险，建议提前入院予地塞米松促胎儿肺成熟治疗（地塞米松6mg，肌内注射，间隔12小时1次，共4次），尤其对于伴发糖尿病、血糖控制欠佳的孕妇。胎儿心脏发育异常不是绝对的剖宫产指征，孕妇病情稳定、胎儿宫内情况良好者可在正确评估孕妇分娩条件后确定分娩方式，同时分娩过程中应严密监测胎儿宫内情况。

我院目前已经建立规范的产前、产后一体化诊疗模式，这种诊疗模式使先天性心脏病的诊疗由产前延续至产后，同时为先天性心脏病患儿提供个体化评估，制定出生后专业治疗方案，提高手术成功率及患儿存活率。在孕妇分娩前，联系新生儿及儿童心血管医师，根据产前治疗转运方案，结合新生儿出生情况，确定新生儿手术时机，使患儿得到及时有效的治疗。

（许 茜）

参 考 文 献

[1] YI W，PAN C Q，HAO J，et al. Risk of vertical transmission of hepatitis B after am niocentesus in HBs antigen-positive moth-ers[J]. Journal of Hepatology，2014，60（3）：523-529.

[2] 熊盈，饶腾子，王萍，等. 乙肝孕妇介入性产前诊断的现状分析 [J]. 中国产前诊断杂志（电子版），2018，10（3）：1-4.

[3] 冯静，李洁，刘景丽，等. 羊膜腔穿刺对乙型肝炎病毒母婴传播的影响 [J]. 中华围产医学杂志，2015，18（11）：823-827.

[4] 梁嬛，李笑天，严英榴，等. 胎儿快速性心律失常宫内治疗的多学科联合诊疗模式探讨 [J]. 中华围产医学杂志，2018，21（5）：313-316.

[5] 孙路明，段涛. 胎儿宫内治疗的相关问题 [J]. 中华围产医学杂志，2013，16（9）：513-515.

[6] 李军，陈必良，朱军. 产前诊断技术与胎儿畸形评估 [M]. 西安：世界图书出版社，2018，67-103.

第六章

胎儿先天性心脏病介入治疗的麻醉

胎儿治疗始于 1963 年,最初是由 William Liley 成功为一例患成红细胞增多症的胎儿进行宫内输血治疗,术中对孕妇使用哌替啶和异丙嗪进行局部麻醉。1981 年成功完成的第一例人类胎儿膀胱造瘘术,成为真正意义上的首例胎儿手术,术中使用氟烷对孕妇和胎儿进行麻醉并且提供了良好的子宫松弛效果。

2012 年,美国实施了约 1 000 例胎儿手术。据统计,我国每年有 30 万~40 万例新生儿患有可见的出生缺陷,胎儿手术可以挽救部分患儿生命、改善患儿预后,这给我国的胎儿医疗事业提出了巨大的挑战和机遇。近年来,随着宫内诊断技术、手术技术、麻醉和产科技术的不断进步,胎儿先天性心脏病介入治疗技术已经能够治疗多种胎儿先天性心脏疾病,手术期间的麻醉管理对手术成功至关重要。胎儿手术麻醉必须同时考虑以下问题:孕妇安全,避免使用致畸药物,防止胎儿宫内缺氧、术中子宫松弛,预防早产。

目前,胎儿治疗包括多种外科手术方式,如直视手术、胎儿镜手术和超声引导经皮介入手术。手术引起的孕妇疼痛和胎儿应激都是早产的诱因。因此,通过麻醉医师的工作减少应激,是改善母婴预后的关键环节。随着胎儿先天性心脏病介入治疗手术的开展,新的手术方式需要新的麻醉技术,麻醉医师在胎儿先天性心脏病介入手术中处于特殊并且重要的位置。

胎儿先天性心脏病介入治疗涉及孕妇和胎儿两个患者的处理问题。孕妇能够和医师沟通,直接被监测,用药也相对容易。而对于胎儿的处理,我们只能间接地推断疼痛的程度,投用药物也更为复杂,在发育早期的药物投用和操作处理也可能给胎儿带来远期的损害。遗憾的是,目前对于这些方面的研究仍相当有限。

第一节　胎儿与孕妇生理特点

一、妊娠中晚期孕妇生理改变

1. 呼吸系统　孕妇气道黏膜毛细血管充血,容易在气道操作时受到创伤导致出血,同时也会增加气管插管和使用喉罩的难度,操作手法应轻柔,可考虑使用喉罩通气。妊娠期孕妇新陈代谢率增加,导致氧耗及每分钟通气量增加,主要表现为潮气量增加。由于子宫增大导致膈肌上移,功能残气量(functional residual capacity,FRC)减少,但闭合容积(closing volume,CV)不变,功能残气量 / 闭合容积下降导致小气道闭合、肺通气血流比例失调、低氧血症,所以孕妇更容易发生缺氧,尤其在仰卧位、肥胖和全身麻醉时会进一步加重。所以，在全身麻醉前应给孕妇吸入纯氧 3 ~ 6 分钟，以增加肺氧储备、提高脐血管的氧分压。妊娠期间，肺泡高通气量及功能残气量下降使得吸入性麻醉药物快速分布，吸入性麻醉药物的最低肺泡有效浓度（minimum alveolar concentration，MAC）降低 30% ~ 40%，可加快麻醉诱导。

2. 心血管系统 妊娠早期孕妇心排血量（cardiac output，CO）至少提高 35% ~ 40%，至妊娠中期持续增加，主要表现为心率加快。妊娠晚期心排血量可高于非孕妇女 50%，妊娠中晚期每搏输出量约增加 25% ~ 30%，可一直持续到足月。最早可从妊娠 20 周起，仰卧位时增大的子宫对动静脉压迫可导致心排血量减少 30% ~ 50%，子宫胎盘血供显著下降（仰卧位低血压综合征）。妊娠期全身血管阻力（systemic vascular resistance，SVR）下降约 20%，这主要是由于前列腺素、孕激素及雌激素等激素作用造成的血管舒张，表现为孕妇收缩压轻度下降及舒张压明显下降。胶体渗透压（colloidal osmotic pressure，COP）在妊娠 36 周后逐步降低，肺毛细血管胶体渗透压下降导致孕妇更容易发生肺水肿，有报道称少部分病例中孕妇接受胎儿手术或保胎时出现渗透压增加性肺水肿。

孕妇血流与胎儿血流通过胎盘、子宫动脉紧密相连。子宫血流量占孕妇心排血量的10%，子宫血流稳定对于维持足够的胎盘循环可以起决定性作用。孕妇血压下降时无用药禁忌可采用静脉内给予麻黄碱（5.0 ~ 10.0mg）治疗，效果不佳可用肾上腺素治疗。此外，由于吸入性麻醉药物的使用、血管扩张、孕妇疼痛和 / 或低血容量状态可造成孕妇持续心动过速（心率 > 130 次 / 分），所以也可使用去氧肾上腺素进行治疗。早期动物实验表明，大剂量使用去氧肾上腺素会使胎儿出现窒息，但近期大量临床研究提示，临产妇使用少量去氧肾上腺素（40 ~ 80μg）未发现对新生儿产生有害影响。

3. 血液和凝血系统 妊娠中晚期孕妇血容量增加约 35%，增加的血容量中绝大部分为血浆，红细胞总量增加约 30%，导致妊娠期生理性贫血，红细胞比容为 30% ~ 35%。血容量的增加使孕妇在分娩时有约 500ml 的自体血回输，可以耐受较多的血液丢失（平均为 1 500ml）。妊娠期孕妇处于一种高凝状态，表现为血小板聚集增加，血浆凝血因子（Ⅰ、Ⅶ、Ⅷ、Ⅸ、Ⅹ和Ⅻ）增加，血液抗凝血物质（C 蛋白和 S 蛋白）减少及纤溶活性降低，表现为血浆凝血酶原时间和部分凝血活酶时间缩短。

4. 消化系统 妊娠期孕妇子宫逐渐增大导致胃上移，食管下端括约肌调节减弱，易发生胃食管反流和误吸。接受麻醉时应采用严格措施，预防反流和误吸的发生。

5. 神经系统 孕期孕激素和血浆内啡肽水平增高，孕妇对许多麻醉药物的敏感性增加，因此，为了达到预期麻醉效果，脊髓及硬膜外麻醉的局部麻醉药物需减少剂量，降低吸入性麻醉药物最低肺泡有效浓度。然而，在胎儿先天性心脏病介入治疗时，需要高浓度的吸入性药物使子宫松弛，可导致孕妇出现心动过速及低血压。此时，需要血管升压类药物（如麻黄碱及去氧肾上腺素）来维持孕妇血压及胎儿灌注。

6. 泌尿系统 由于孕期孕妇肾血流量增加约 50%，肾小球滤过率（glomerular filtration rate，GFR）增加 40% ~ 50%，导致妊娠早期血清肌酐及血尿素氮降低，因此如果孕妇妊娠早期出现上述指标轻度异常时应重视肾功能评估。

二、子宫胎盘的血流

妊娠期子宫血流迅速增加,由妊娠前的 $50 \sim 100ml/min$ 到妊娠足月时增加至 $700 \sim 900ml/min$,约占孕妇心排血量的 12%。动物研究已证明,子宫胎盘循环是一个广泛扩张的低阻力灌注系统,很大程度上属于压力依赖性灌注,并且自身调节能力差。在正常生理状态下,子宫血流足以满足胎儿对氧气的需求,子宫血流量与氧输送之间非线性关系,提示一定时间内子宫胎盘血流下降至少 50% 以上才会导致胎儿摄氧能力降低及代谢性酸中毒的发生。导致子宫血流下降的因素包括子宫动脉压力和子宫静脉压力升高,以及子宫血管阻力增加。

椎管内麻醉对子宫血流的影响取决于多方面的因素。虽然解除疼痛和紧张情绪可以增加子宫血流,但麻醉同时可引起低血压,降低子宫血流。临床上常用去氧肾上腺素或麻黄碱治疗椎管内麻醉导致的低血压。相对于去氧肾上腺素,麻黄碱可以透过胎盘并影响胎儿的新陈代谢,导致胎儿 pH 值降低、碱剩余降低。到目前为止,尚无证据表明新生儿的转归与应用麻黄碱或其他升压药物有关。静脉诱导物,例如丙泊酚、硫喷妥钠和吸入性麻醉药物,常用剂量对子宫血流的影响很小,但大剂量应用则容易引起孕妇低血压,进而减少子宫血流。

三、胎盘转运与药物

胎盘是孕妇和胎儿之间气体、营养物质、代谢物等交换的枢纽。胎盘是一个不完善的屏障系统,由羊膜、叶状绒毛膜和底蜕膜构成,具有物质转运、代谢、分泌、防御及合成功能。胎盘的渗透性和药代动力学决定了胎儿对孕妇体内药物的暴露程度。关于药物胎盘转运的研究多通过培养滋养层细胞的 BeWo 细胞模型,或离体胎盘灌流模型等方法进行,出于安全考虑,难以进行人类胎盘的在体研究。通常对于麻醉药物的研究是通过测定分娩时胎儿与孕妇的血药浓度比(fetus/meternal ratio, F/M ratio)来反映药物的胎盘转运情况。分娩过程中胎儿离开母体即刻采集孕妇外周静脉血样,通过脐静脉或脐动脉采集胎儿血样,进一步计算相关药代动力学参数。

影响药物通过人类胎盘转运的因素包括:脂溶性、蛋白结合性、组织结合性、酸度系数(pKa)、pH 值及血流量等。脂溶性高的药物较易通过细胞膜,同时也可能造成药物在胎盘组织内的蓄积(如舒芬太尼)。高蛋白结合力药物的胎盘转运,受到孕妇和胎儿血浆蛋白浓度的影响,而血浆蛋白浓度又与孕龄及疾病相关。某些药物(如地西泮)与白蛋白结合,而其他药物(如舒芬太尼、可卡因)主要与 α_1-酸性糖蛋白结合。胎儿 pH 值小于药物的 pKa 值(如胎儿酸中毒),碱性药物(如局部麻醉药和阿片类药物)到达胎儿循环时将更加离子化,而离子化的药物无法穿透胎盘屏障(即"离子障"),此类药物此时就会在胎儿循环中不断累积。很多研究用胎儿 - 母体(fetus/meternal, F/M)的血液药物浓度比值来衡量药物的胎盘转运,胎儿血药浓度可用脐静脉血药浓度来代表。

1. 吸入性麻醉药物 吸入性麻醉药物的高脂溶性及低分子量使得它们能快速通过胎盘。孕妇接受剖宫产手术吸入麻醉药物时,氟烷在 1 分钟内便可在脐静脉血及动脉血中被检测到，如果麻醉诱导间期延长，将导致新生儿 Apgar 评分降低；异氟烷能快速透过胎盘，F/M 值可达 0.71；七氟烷与其他吸入性麻醉药物类似，F/M 值为 0.38，七氟烷可以引起剂量依赖性胎盘血管舒张；氧化亚氮的 F/M 值在 3 分钟内可达到 0.83，可以降低胎儿中央血管阻力。

2. 丙泊酚　常规诱导剂量：2.0 ~ 2.5mg/kg，平均 F/M 值为 0.65 ~ 0.85。当给予 2.0mg/kg 单次剂量后，再以 6.0mg·kg^{-1}·h^{-1} 或 9.0mg·kg^{-1}·h^{-1} 持续输注，其平均 F/M 值则分别为 0.50 和 0.54。孕妇血流量增加和蛋白结合力降低都能增加胎盘组织对丙泊酚的摄取和转运。丙泊酚蛋白结合力很高，胎儿和孕妇的蛋白浓度改变时会影响药物的胎盘转运。胎儿的白蛋白浓度较高时，脐静脉血丙泊酚总含量增加，但游离浓度并不升高。胎儿有对丙泊酚持续摄取和代谢的能力，持续输注丙泊酚分娩后 2 小时采集的新生儿足跟血中，丙泊酚的浓度仅为分娩时脐动脉血药浓度的 1/10，提示药物在新生儿体内被迅速代谢清除。一般认为，临床使用诱导剂量小于 2.5mg/kg、维持剂量 < 6.0mg·kg^{-1}·h^{-1} 是安全有效的。

3. 氯胺酮　对于经阴道分娩的孕妇，氯胺酮（2.0mg/kg）应用于孕妇后，平均 F/M 值可以在 97 秒内达到 1.26。

4. 依托咪酯　给予 0.3 ~ 0.4mg/kg 单次剂量后，FM 值约为 0.5。

5. 硫喷妥钠　为孕妇全身麻醉的常用诱导药，其起效时间很短，在孕妇静脉注射后可以快速出现在脐静脉血中，平均 F/M 值可达到 0.4 ~ 1.1。

6. 右旋美托咪定　右旋美托咪定是 α$_2$- 受体激动剂，F/M 值为 0.12。由于其高亲脂性，所以右旋美托咪定有显著的胎盘结合能力。

7. 苯二氮䓬类药物　由于苯二氮䓬类药物具有低解离度、高亲脂性及 95% 的蛋白结合能力，因此孕妇应用地西泮后的 F/M 值在数分钟内可达到 1.0，60 分钟时达到 2.0。亲脂性稍弱的劳拉西泮在孕妇应用后约 3 小时，F/M 值能达到 1.0。咪达唑仑在孕妇应用后 20 分钟，F/M 值达到 0.76，但其 F/M 值下降较快，在给药 200 分钟后，F/M 值仅为 0.3。

8. 阿片类药物　芬太尼和其同类药物通过硬膜外、鞘内、静脉注射的途径使用，具有较高亲脂性及白蛋白结合率（74%）。孕妇硬膜外应用芬太尼的 F/M 值为 0.57 ~ 0.73。阿芬太尼的 F/M 值相对较低（0.30），孕妇用药后会导致新生儿 1 分钟的 Apgar 评分降低。孕妇应用舒芬太尼会达到很高的 F/M 值（0.81），较之芬太尼，舒芬太尼具有较高的亲脂性和更快速的中枢神经系统摄取率。因此，从硬膜外腔给药，全身吸收较少，可减少母体和脐静脉的血药浓度，减少胎儿接触及潜在的新生儿呼吸抑制的风险。离体人胎盘灌注研究证明，舒芬太尼可快速通过胎盘，并受到孕妇和胎儿体内血浆蛋白结合率不同及胎儿 pH 值的影响，较高的胎盘组织摄取表明胎盘起到了药物储存库的作用。瑞芬太尼可快速通过胎盘，在硬膜外麻醉的剖宫手术中静脉持续给药（0.1μg·kg^{-1}·min^{-1}）时，平均 F/M 值为 0.88，在全身麻醉诱导中单次给予瑞芬太尼（1.0μg/kg）时，其 F/M 值为 0.73，这可能是由于非特异性酯酶的快速代谢（半衰期为 3 分钟），因此导致胎儿可以暴露于最低浓度的瑞芬太尼。布托啡诺和纳布啡均可快速通过胎盘，平均 F/M 值分别为 0.84 和 0.74 ~ 0.97。

9. 肌肉松弛药物　由于完全离子化及季铵盐的特征，导致肌肉松弛药物不容易通过胎盘。分娩时，单次给予孕妇临床剂量的肌肉松弛药物，可以在新生儿血中检测到。单次应用琥珀胆碱进行麻醉诱导,在脐静脉血中并不能检测到琥珀胆碱,新生儿神经肌肉阻滞发生在大剂量多次给药时。非去极化肌肉松弛药物的 F/M 值较低,筒箭毒为 0.12,泮库溴铵为 0.19～0.26,维库溴铵为 0.06～0.11,罗库溴铵为 0.16,阿曲库铵为 0.07。目前还没有研究顺阿曲库铵胎盘转运的报道。但顺阿曲库铵和阿曲库铵的代谢产物劳丹碱的 F/M 值为 0.14。

10. 抗胆碱能药物 抗胆碱能药物的胎盘转运率和其通过血脑屏障的能力直接相关。孕妇应用阿托品 1～2 分钟后即可在脐血中检测到,F/M 值在 5 分钟时为 0.93。东莨菪碱同样可以快速通过胎盘,肌内注射 55 分钟后 F/M 值达到 1.0。这两种药会引起胎儿明显的血流动力学改变,使胎儿心率明显增加。相反,孕妇肌内注射格隆溴铵却很难通过胎盘,平均 F/M 值仅为 0.22,不会引起胎儿血流动力学改变。

11. 抗胆碱酯酶药物 新斯的明、溴吡斯的明及乙酚氯胺是在生理 pH 条件下能够解离的季铵类化合物,因此不易通过胎盘,孕妇应用新斯的明并不能拮抗阿托品造成的胎心过速。但是,仍时有孕妇应用新斯的明和格隆溴铵后出现胎心过缓的报道。因此,在拮抗孕妇非去极化肌肉松弛药物作用时,应当将新斯的明和阿托品联合使用。

12. 升压药物 升压药物可用来预防或治疗孕妇因全身麻醉造成的低血压。麻黄碱容易透过胎盘,其 F/M 值约为 0.7。去氧肾上腺素的 F/M 值为 0.17。去氧肾上腺素可增加胎盘动脉压力,效果弱于麻黄碱,肾上腺素和去甲肾上腺素则无此类效果。

13. 降压药物 剖宫产术前 3 小时单次应用普萘洛尔,其 F/M 值为 0.26,但妊娠期长期应用会使 F/M 值超过 1.0。孕妇应用阿替洛尔和美托洛尔的 F/M 值分别是 0.94 和 1.00。由于拉贝洛尔的 F/M 值较低,仅为 0.38,因此,可以长期口服使用,治疗慢性或急性高血压,但可能会引起轻微的新生儿胎心过缓。超短效的 β- 肾上腺素受体阻滞剂艾司洛尔可用于减轻喉镜检查及插管时的高血压反应。对于妊娠母羊的研究显示,艾司洛尔的平均 F/M 值为 0.2。硝酸甘油通过胎盘的能力有限,F/M 值为 0.18,因此,对胎儿脐带血流、血压、心率及血气的影响很小。

四、胎儿的生理特点

1. 氧的传输 胎儿血管内血液总量为 100～110ml,约 25% 存在于胎儿体外的脐带和胎盘内。胎儿血管内血液总量受经毛细血管转运的液体量及毛细血管静水压和渗透压影响。胎儿的气体交换位于胎盘,由于胎儿的肺仅需要营养血流,无须进行气体交换,因此,胎儿的心内分流和心外分流使肺血流降为最少,可最大程度的输送氧到各器官。

胎儿几乎没有氧储备,依赖于孕妇氧输送渠道。对于胎儿组织,氧张力低于 17mmHg(正常是 20～25mmHg)时即发生缺氧。提示胎儿的发育环境安全范围较小,氧气不足出现早,通过维护子宫胎盘灌注和胎儿的心排血量来确保胎儿的氧气输送极为重要。胎儿处于一个相对低氧的环境中,但胎儿器官组织虽低氧但并不缺氧,胎儿血红蛋白(血红蛋白 F)浓度相对较高(180g/L),F 型血红蛋白氧亲和力更高,可增大孕妇向胎儿输送氧气的能力。

2. 循环模式 胎儿的循环系统与成人完全不同。氧合血经过胎盘由脐静脉进入胎儿循环,其中一部分绕过肝经过静脉导管进入下腔静脉,在右心房内通过静脉导管回心的氧合血优先通过卵圆孔直接进入左心房,再进入左心室,通过主动脉弓供应大脑和导管前循环,使含氧量高的血液主要供应给需氧量高的器官即大脑和心脏。从下肢回流而来的低氧合的血液流经下腔静脉进入右心房,再到右心室、肺动脉,这其中大部分血液绕过高阻力的肺血循环通路,经过动脉导管进入降主动脉而供应下半身,进而经脐动脉回流至胎盘进行气体和营养物质交换。

胎儿的心排血量一般用左、右心室的总心排血量,即联合心室输出量(combined ventricular output,CVO)衡量。妊娠中期联合心室输出量大约为 210ml,妊娠 38 周时大约增加到 1 900ml(500ml·min^{-1}·kg^{-1})。收缩期和舒张期胎儿右心室体积都大于左心室体积,但两心室的搏出量无显著不同。胎儿心排血量对胎儿心率的变化很敏感。随着心率增加,心排血量也增加。胎儿心率下降时胎儿每搏输出量仅略有增加,可能是由于心肌相对更僵硬、舒张性低、顺应性较差的原因。所以,当胎儿心率减慢时常伴随心排血量的显著下降。

胎儿的心血管功能通过神经和内分泌调节,以适应代谢和环境条件的变化。神经调节主要是通过压力感受器和化学感受器完成。压力感受器主要分布于主动脉弓和颈总动脉分叉处,在胚胎期发育相对较早,随着正常妊娠期胎儿血压的变化,其自身不断调整。胎儿的平均动脉压突然升高(如脐动脉部分或完全阻塞)时,胆碱能受体会立刻兴奋,导致胎心过缓。外周化学感受器在主动脉弓的血管壁内和颈总动脉的分叉处。胎儿低氧会刺激主动脉化学感受器导致心率下降,继而心排血量下降。在胎儿酸中毒和脐带受压增加后负荷时,心排血量下降更为严重。在胎儿先天性心脏病介入治疗中常应用多普勒胎心监护,胎儿心率(fetal heart rate,FHR)下降是胎儿窘迫可靠指标,需要立即鉴别脐带是否受压。

3. 疼痛感觉 胎儿是否能感知疼痛刺激至今仍有争议。在胎儿宫内输血的研究中,肝内静脉手术针刺时,血浆中 β 内啡肽和皮质醇水平增加,大脑中动脉搏动指数则降低,给予芬太尼组可减少这种应激反应。但是,其他非痛觉刺激也可以引起退避反射,胎儿大脑中动脉搏动指数降低及神经内分泌应激激素水平的增加并不能作为痛觉感知的充分证据。胎儿对痛觉刺激的感知至少要求有功能性的丘脑皮层,也就是说至少是妊娠 23~30 周,妊娠 30 周左右时胎儿脑电图可显示清醒波形。

第二节　围手术期麻醉管理

一、术前评估与访视

孕妇病史和体格检查是胎儿手术前评估的重要部分。虽然是对胎儿进行治疗,但麻醉方面却是通过孕妇进行的,孕妇的安全至关重要,所以需要询问孕妇完整的病史并做体格检查,尤其是充分评估可能对心血管系统和呼吸系统产生的影响。应着重评估气道、心功能、肺功能和脊柱情况。胎儿情况主要通过超声检查、核磁共振、超声心动图等评估,经过多次检查明确病变对胎儿的生理影响及病变的发展情况,如心力衰竭等。

胎儿先天性心脏病介入治疗团队涉及多学科合作,包括心脏外科、产科、新生儿科、麻醉科、超声科和手术室护士等,团队一起进行手术计划的制订、患者术前和术后的管理。对于孕妇,明确增加手术和麻醉风险的情况视为手术禁忌,因此麻醉医师应该积极参与孕妇的术前评估，不断完善麻醉技术，降低孕妇与胎儿的风险。

麻醉医师对孕妇进行术前访视是必不可少的，主要目的包括：与孕妇和家属建立互相信任的关系，评价孕妇整体状况，签署相关医疗文件，完善各项术前准备。

1. 心理准备 是麻醉前访视的重要部分，消除孕妇的紧张和焦虑情绪。孕妇由于在妊娠期间知悉胎儿异常，因此大部分都会有情绪低落及心理沮丧，这时候应该给予其安慰，充分解释，得到孕妇的信任和合作，以期取得良好效果。

2. 询问病史 应重点了解孕妇的手术史、麻醉史和过敏史。查阅相关的实验室检查结果和辅助检查结果（包括心电图，超声报告等），综合评价孕妇的重要脏器功能。

3. 体格检查 除观察孕妇全身状态外，还要重点进行心肺听诊，测量血压，评估有无困难气道。了解有无相关合并症（糖尿病、高血压、心律失常等），及其治疗情况。

4. 与介入手术医师进行充分交流沟通，了解具体手术方案和对麻醉管理的要求，并对可能出现的各种情况制定应急预案和治疗方法。

二、术前准备和用药

所有拟进行胎儿先天性心脏病介入治疗手术的孕妇均应在手术前禁饮食，避免麻醉发生误吸。资料显示孕妇和非孕妇之间的排空时间和胃酸水平无显著差异。然而，孕妇的子宫改变和食管括约肌张力下降导致更容易发生潜在的致命性的酸吸入性肺炎，因此应该实施严格的禁饮食措施，防止意外发生。

麻醉前用药的目的是缓解孕妇的紧张焦虑情绪，避免不良情绪引起肾上腺素分泌带来的不良影响。但是麻醉前用药并无"常规方案"，是否用药也因人因病而异。综合考虑各种术前用药对孕妇和胎儿的影响，我们在胎儿先天性心脏病介入治疗手术中常规不采取术前用药。

麻醉监测是麻醉医师随时观察和评估患者生理及生命指标的必要装置。可以帮助医师在手术中观察维持患者正常生命体征。价格昂贵的麻醉监测设备并不能减少并发症的发生，麻醉医师必须做出最佳决定，使用合适的麻醉监测设备，在确保医疗安全的基础上降低医疗费用。手术前必须常规检查，确保各项设备正常运行，功能完备。在介入治疗中可能会出现危及患者生命的意外情况，因此手术室内必须配备下列急救复苏设备和药品：除颤器、负压吸引器、阿托品、肾上腺素、去甲肾上腺素、多巴胺、氯化钙或葡萄糖酸钙、碳酸氢钠、利多卡因、皮质类固醇、氨茶碱等。

三、麻醉处理

超声引导的胎儿先天性心脏病介入治疗使用穿刺针进行孕妇腹部及子宫穿刺，定位准确后将穿刺针直接刺入胎儿胸腔，到达心脏，进行手术治疗。手术创伤小，操作时间短，但对于胎儿的体位和胎动有严格的要求，所以所选择的麻醉方式也十分重要。

1. 局部浸润麻醉 对于经皮微创手术的麻醉，我们可选择孕妇局部麻醉复合静脉镇静技术。尽管静脉镇静药物可透过胎盘屏障作用于胎儿，但不能保证胎儿也获得麻醉或维持不动。胎儿如果活动频繁，必然会影响手术的操作，也给胎儿及孕妇的安全带来危险。

2．椎管内麻醉 椎管内麻醉(硬膜外神经阻滞、蛛网膜下腔神经阻滞和腰-硬联合阻滞)也用于一些胎儿微创手术。为达到完善的阻滞效果，麻醉平面常需要达到 T_4 水平。这种麻醉方法成功地应用于一些前置胎盘的羊膜腔穿刺手术。但必须注意的是，椎管内麻醉不能提供完善的子宫松弛和胎儿麻醉，所以，需给予孕妇一些静脉麻醉药物(如芬太尼、咪达唑仑和丙泊酚等)辅助麻醉。同时，这些静脉麻醉药物也可以减轻孕妇的焦虑与不适，但也会明显增加孕妇呼吸抑制的风险。此外，T_4 麻醉平面可能已经阻滞心交感加速神经(源于 $T_{1\sim4}$ 的脊神经)，已有关于这类孕产妇实施椎管内神经阻滞(T_4 麻醉平面)发生严重心动过缓及心搏骤停的报道。

胎儿先天性心脏病介入治疗手术创伤小，大部分手术使用局部麻醉、椎管内麻醉都可以满足手术要求，且局部麻醉多数时候被认为是安全的。根据 Galingin 等报道的 3 例胎儿镜手术来看，局部麻醉(包括硬膜外麻醉)的优点在于对胎儿血流动力学及围手术期子宫的状态的干扰较少，缺点在于缺乏子宫松弛，无胎儿麻醉效果，术中胎儿易发生体动且脐带缠绕致术野暴露困难。

3．全身麻醉 综上，对于胎儿经皮介入手术，我们推荐使用全身麻醉。大部分胎儿手术都在妊娠中、晚期进行，因此，孕妇应严格禁饮食，甚至适当延长禁饮食时间。孕妇进入手术室后开放大的静脉通路(肘静脉)，连接各项监护设备(心电图，无创血压，血氧饱和度，超声多普勒监测胎儿心率)。手术时孕妇采取轻度左倾位，静脉注射丙泊酚(2.5～3.0mg/kg)或硫喷妥钠(4.0mg/kg)、顺式阿曲库铵(0.15～0.20mg/kg)和舒芬太尼(0.1～0.2μg/kg)快速顺序诱导。麻醉维持采用 0.75～1.00MAC 的七氟烷(调节子宫松弛)和舒芬太尼，术中监测呼气末二氧化碳分压。昂丹司琼和甲氧氯普胺可用于恶心、呕吐的预防治疗，一般在术中给予。手术结束后不使用催醒药物，让孕妇自然苏醒。待孕妇完全清醒，各项生命指征稳定后送返病房。吸入性麻醉药物可产生剂量依赖性子宫松弛，大部分妊娠子宫对吸入性麻醉药物敏感，可产生明显的子宫松弛。有研究显示吸入 0.5MAC 浓度的安氟烷、异氟烷或氟烷，即可使子宫收缩力减少 20%，吸入 1.5MAC 浓度麻醉气体可使子宫收缩力减少 60%。七氟烷和地氟烷是胎儿先天性心脏病介入治疗常用的吸入性麻醉药物，它们可控性更好，更容易根据孕妇血流动力学调整吸入浓度。七氟烷也可产生剂量依赖性的宫缩抑制作用，其半数有效剂量为 0.94MAC，而产生完全的子宫松弛需要 3.5MAC 以上的浓度。术中可使用麻黄碱或去氧肾上腺素，以维持孕妇平均动脉压在 60mmHg 以上或大于清醒状态下基础血压值的 15%。

胎儿各脏器发育不成熟，加上胎儿本身的心脏疾病，使得胎儿麻醉也存在一定的风险。胎儿麻醉有两种途径。一种途径为孕妇麻醉。孕妇麻醉后，大部分麻醉药物都可以通过胎盘转运进入胎儿，维持胎儿的镇静镇痛，这一途径为常用的胎儿麻醉途径，但肌松药物不易通过胎盘。另一种途径是直接胎儿肌内注射给药。通过 22G 穿刺针直接注入胎儿股肌或三角肌，注射芬太尼(10～20μg/kg)、维库溴铵(0.2mg/kg)和阿托品(20μg/kg)。芬太尼可镇痛，肌松药物可确保胎儿不动，而阿托品可预防球囊导管通过房间隔、肺动脉瓣或主动脉瓣时诱发的迷走反射。当胎儿发生严重的心动过缓时，肌内注射肾上腺素(1.0～2.0μg/kg)可以成功地治疗心动过缓。第三种途径是通过直接心血管内给药，主要是通过无神经的脐带血管或胎儿大静脉（如肝静脉）或直接心腔内给药。脐血管穿刺可导致脐血管痉挛、血肿血管栓塞，甚至有致命风险，因此我们一般不考虑此种用药途径，而是在超声引导下直接心腔内给药进行复苏治疗。

四、胎儿监护

1. 胎心监护 胎儿心率基线是在无胎动、无宫缩影响时，10分钟以上胎儿心率的平均值。胎儿心率基线 <110 次 /min，称为"心动过缓"，>160 次 /min 称为"心动过速"。胎儿心率基线是产程中评估胎儿状态的金标准，胎心监护和多普勒超声影像检查同样用于胎儿先天性心脏病介入治疗围手术期监护。在对孕妇诱导麻醉之前，胎儿心率可作为比较的基线，同时也让产科医师、外科医师和麻醉医师确认胎儿在手术和麻醉的应激下处于稳定状态。

术中胎儿心率监测的最大好处是在发生胎儿窘迫时可以改变和优化孕妇的生理状态。当胎儿心率变异性降低与孕妇低氧相关时，孕妇氧合改善即能解决问题。当存在不能解释的胎儿心率改变时，则必须评估孕妇的体位、血压、氧合和酸碱状况，寻找子宫胎盘灌注的原因。由于手术全程在超声引导下进行，因此同时也实现了胎儿心率（律）监测。

2. 胎儿超声心动图 胎儿先天性心脏病介入治疗期间，大部分胎儿并非暴露于宫外，所以，胎儿的监测常依靠超声多普勒进行。在胎儿心脏穿刺及球囊扩张期间，超声可持续地监测胎儿心脏的情况，同时也可监测胎儿的心率、心收缩力及容量情况等。超声能及时发现心脏压塞情况，一旦出现，须紧急采取细针引流治疗。如果胎儿术中失血过多，必要时需心腔内输注 O 型 Rh 阴性辐照浓缩红细胞。

3. 胎儿头皮血取样 胎儿头皮血取样最常用于评估可能异常的胎心率曲线图。胎儿血检测对评价胎心变异消失（短变异）也很有帮助，特别是对不能解释的变异消失。正常的胎儿头皮血 pH 值 ≥7.3；如果 pH 值在 7.2 ~ 7.5 范围内，需要重复检查；pH 值 <7.2 视为异常，通常是紧急药物治疗或手术治疗的指征。解读头皮血 pH 值需要考虑到可能导致假阳性的情况，包括标本量不足、羊水污染、在胎儿头皮水肿处取样或母血 pH 值异常。大多数胎儿先天性心脏病介入治疗手术时穿刺针和导管可以直接插入胎儿心脏，得到血液标本。由于胎儿的循环血量取决于胎龄，数量有限（接近 90 ~ 100ml/kg），因此如果血液仅仅用于分析，要限制抽取量（1.0ml 或更少）。

五、麻醉对胎儿的影响

术中胎儿严重的风险为宫内窒息，维持孕妇的正常氧含量和子宫胎盘灌注至关重要。孕妇严重的低氧血症（例如插管困难、误吸等）会威胁胎儿安全。孕妇的高碳酸血症可导致胎儿酸中毒，严重酸中毒可导致胎儿心肌抑制和低血压。术中应避免孕妇过度通气，使 $PaCO_2$ 维持在正常水平。孕妇低血压（常见原因包括深度全身麻醉、椎管内麻醉平面过高、下腔静脉压迫、出血、低血容量）会影响胎盘灌注，麻醉中常使用去氧肾上腺素和麻黄素治疗低血压。

全身麻醉药物能一定程度的降低胎心变异率，如无孕妇低血压及其他异常情况就不必担心。快速静脉注射抗胆碱酯酶药会刺激乙酰胆碱的释放,可能导致子宫张力增加而引起早产,因此建议缓慢注射抗胆碱酯酶药物(预先注射抗胆碱能药后)。阿托品和格隆溴铵临床常用剂量都不会显著影响胎儿心率。孕妇应用拮抗剂时,应进行胎心监测。

六、胎儿复苏治疗

胎儿先天性心脏病介入治疗并发症包括胎儿心动过缓、心包填塞、心搏停止和胎儿死亡。胎儿血流动力学不稳定最常见于心腔穿刺期间或之后,胎儿监测通常仅限于胎儿心率,主要依靠超声心动图实时评估,这对胎儿麻醉和复苏管理至关重要。鉴于胎儿器官功能不成熟,具有心血管不稳定和衰竭的倾向性,手术及其相关麻醉药物对胎儿代偿机制的多重压力,胎儿心力衰竭可突然发生,因此必须提前制订胎儿复苏计划。对血流动力学失代偿胎儿而言,有限的接触使复苏措施复杂化。孕妇和胎儿因素都可能导致胎儿失代偿,孕妇和胎儿的综合干预有助于有效的胎儿复苏。

胎儿宫内窘迫指的是胎儿心动过缓(胎儿心率 < 100 次 /min)、心室功能受损和心脏充盈减少。常见原因包括子宫胎盘血流的急性改变致氧气输送减少(孕妇低氧血症、低血压、低血容量或主动脉压迫),脐静脉灌注减少(子宫收缩、胎盘血管阻力增加或脐带压迫),以及向胎儿组织输送氧气减少(胎儿贫血或心功能不全)。如果发生胎儿心动过缓,无论是否与子宫胎盘功能不全有关,初期复苏均应集中于改善子宫胎盘血流,立即通过增加孕妇氧合、提升孕妇血压最大限度地向胎儿供氧。对孕妇采取的措施包括左外侧体位以减轻主动脉压迫,气管插管辅助通气下氧合指数为 1.0,或应用面罩高流量供氧增加胎儿血氧饱和度。快速为孕妇进行静脉输液,包括血管升压药物的应用,可用于改善子宫血流。如果有子宫收缩的迹象,可应用硫酸镁使子宫恢复松弛。

如果初始措施不成功,则需使用肾上腺素、阿托品等治疗措施进行复苏(表 6-1)。目前胎儿复苏的给药途径包括经脐带血管内给药、肌内注射及心腔内给药。脐带血管内给药能够确保复苏药物立即进入胎儿循环,但有胎儿、脐带和胎盘穿刺出血的风险,也可能导致脐带血管痉挛,影响胎儿灌注。肌内注射是在超声引导下将穿刺针插入胎儿四肢或臀部肌肉,虽出血风险减少,但无法估计药物从肌肉进入循环的时间,可能延误复苏。本中心采用22G 穿刺针心腔内给药,给药部位选择右心房,起效迅速。

表 6-1　胎儿复苏药物

药物	剂量	注意事项
阿托品	20μg/kg(最小 0.1mg)	有助于显著抵消刺激和缺氧引起的胎儿迷走神经反应;可作为干预前的预防措施
肾上腺素	10 ~ 20μg/kg	每隔 3 分钟可重复应用;增加剂量可能效果有限
葡萄糖酸钙	100mg/kg	相当于氯化钙 20mg/kg
碳酸氢钠	1 ~ 2mg/kg	益处不明,可能增强肾上腺素作用
浓缩红细胞	10 ~ 15ml/kg 可使 Hb 升高 2 ~ 3g/dl	用于失血量超过预计血容量 25% 的病例

如果胎儿胎龄＞28周，必须在术前讨论胎儿救治问题，在初始复苏及药物复苏均无效的情况下，孕妇及家属强烈要求继续救治，则采取紧急分娩进行新生儿复苏。因此，紧急分娩准备应是术前计划的重要部分。

七、麻醉对孕妇的影响

胎儿先天性心脏病介入治疗需要对正常的孕妇进行侵入性操作，不能为孕妇带来任何益处。因此，该技术的应用应尽量减少孕妇风险。孕妇麻醉风险的增加是胎儿手术的禁忌证。国外文献资料报道孕妇在胎儿先天性心脏病介入治疗术后恶心的发生率为29.8%，对症镇吐治疗有效；腹痛、头痛的发生率为36.2%，一次剂量的阿片类药物均可有效缓解疼痛；观察有无药物麻醉相关并发症反应、心血管衰竭、牙齿损伤、喉损伤、意识或缺氧性脑损伤等。胎儿先天性心脏病介入治疗相关并发症最常见的问题是早产和胎膜早破，应警惕绒毛膜羊膜炎或穿刺皮肤感染风险。目前无孕妇围手术期死亡案例的报道。

胎儿先天性心脏病介入治疗术后需防治子宫频繁收缩早产，孕妇术前可接受吲哚美辛（消炎痛）和钙通道阻滞剂治疗，术中加用硫酸镁获得额外的子宫松弛。如有需要，可使用硝酸甘油和β受体激动剂。孕妇相关的副作用包括肌肉无力和硫酸镁引起的肺水肿、钙通道阻滞剂引起的低血压、β受体激动剂引起的心动过速和电解质异常。因此，对于接受硫酸镁治疗的孕妇，应限制静脉输液防止肺水肿，谨慎地使用神经肌肉阻滞剂。胎儿相关的副作用包括心动过速、动脉导管收缩、心脏抑制和肾功能不全。

（王敦亮　王葵亮）

参 考 文 献

[1] LILEY A W. Intrauterine transfusion of foetus in haemolytic disease[J]. Br Med J, 1963, 2(5365): 1107-1109.

[2] ADAMSONS, KARLIS. Fetal Surgery[J]. N Engl J Med, 1966, , 275(4): 204-206.

[3] HARRISON M R, BRESSACK M A, CHURG A M, et al. Correction of congenital diaphragmatic hernia in utero. II. Simulated correction permits fetal lung growth with survival at birth[J]. Surgery, 1980, 88(2): 260-268.

[4] HARRISON M R, ANDERSON J, ROSEN M A, et al. Fetal surgery in the primate I. Anesthetic, surgical, and tocolytic management to maximize fetal-Neonatal survival[J]. J Pediatr Surg, 1982, 17(2): 115-122.

[5] HARRISON M R, GOLBUS M S, FILLY R A, et al. Fetal Surgery for Congenital Hydronephrosis[J]. N Engl J Med, 1982, 306(10): 591-593.

[6] GIN T, CHAN M T V. Decreased Minimum Alveolar Concentration of Isoflurane in Pregnant Humans[J]. Anesthesiology, 1994, 81(4): 829-832.

[7] THORNBURG K L, JACOBSON S L, GIRAUD G D, et al. Hemodynamic changes in pregnancy[J]. Semin Perinatol, 2000, 24(1): 11-14.

[8] ROBSON, S C, HUNTER S, BOYS R J, et al. Serial study of factors influencing changes in cardiac output during human pregnancy[J]. Am J Physiol, 1989, 256(2): 1060-1065.

[9] BENE, R D, BARLETTA G, MELLO G, et al. Cardiovascular function in pregnancy: effects of posture[J]. BJOG, 2001, 108(4): 344-352.

[10] MABIE W C, HACKMAN B B, SIBAI B M. Pulmonary edema associated with pregnancy: Echocardiography insights and implications for treatment[J]. Obstet Gynecol, 1993, 81(2): 227-234.

[11] DIFEDERICO E M, BURLINGAME J M, KILPATRICK S J, et al. Pulmonary edema in obstetric patients is rapidly resolved except in the presence of infection or of nitroglycerin tocolysis after open fetal surgery[J]. American Journal of Obstetrics & Gynecology, 1998, 179(4): 925-933.

[12] DIFEDERICO E M, HARRISON M R, MATTHAY M A. Pulmonary edema in a woman following fetal surgery[J]. Chest, 1996, 109(4): 1114-1117.

[13] GREISS F C, GOBBLE F L. Effect of sympathetic nerve stimulation on the uterine vascular Bed[J]. Am J Obstet Gynecol, 1967, 97(7): 962-967.

[14] THOMAS, D G, ROBSON S C, REDFERN N, et al. Randomized Trial of Bolus Phenylephrine or Ephedrine for Maintenance of Arterial Pressure During Spinal Anesthesia for Caesarean Section[J]. Br J Anaesth, 1996, 76(1): 61-65.

[15] LAIRD M R, FABER J J, BINDER N D. Maternal placental blood flow is reduced in proportion to reduction in uterine driving pressure[J]. Pediatr Res, 1994, 36(1): 102-110.

[16] KEE W D N, KHAW K S, LEE B B, et al. A dose-response study of prophylactic intravenous ephedrine for the prevention of hypotension during spinal anesthesia for cesarean delivery[J]. Anesth Analg, 2000, 90(6): 1390-1395.

[17] KANGAS L, ERKKOLA R, KANTO J, et al. Halothane anaesthesia in caesarean section[J]. Acta Anaesthesiol Scand, 1976, 20(3): 189-194.

[18] DWYER R, FEE J P H, MOORE J. Uptake of halothane and isoflurane by mother and baby during Caesarean section[J]. BJA, 1995, 74(4): 379-383.

[19] SATOH D, IWATSUKI N, NAITO M, et al. Comparison of the placental transfer of halothane, enflurane, sevoflurane, and isoflurane during cesarean section[J]. J Anesth, 1995, 9(3): 220-223.

[20] FARRAGHER R, MAHARAJ C H, HIGGINS B D, et al. Sevoflurane and the feto-placental vasculature: the role of nitric oxide and vasoactive eicosanoids[J]. Anesth Analg, 2008, 107(1): 171-177.

[21] MARX G F, JOSHI C W, ORKIN L R. Placental transmission of nitrous oxide[J]. Anesthesiology, 1970, 32(5): 429-432.

[22] DAILLAND P, COCKSHOTT I D, DIDIER J, et al. Intravenous propofol during cesarean section: placental transfer, concentrations in breast milk, and neonatal effects. a preliminary study[J]. Anesthesiology, 1989, 71(6): 827-834.

[23] VALTONEN M, KANTO J, ROSENBERG P. Comparison of propofol and thiopentone for induction of anaesthesia for elective caesarean section[J]. Anaesthesia, 1989, 44(9): 758-762.

[24] GIN T, GREGORY M A, CHAN K, et al. Maternal and fetal levels of propofol at caesarean section[J]. Anaesth Intensive Care, 1990, 18(2): 180-184.

[25] GIN T, YAU G, CHAN K, et al. Disposition of propofol infusions for Caesarean section[J]. Can J Anaesth, 1991, 38(1): 31-36.

[26] NETTO J D, MUSK G C, MAKER G L, et al. Liquid chromatography tandem mass spectrometry for the simultaneous quantitative analysis of ketamine and medetomidine in ovine plasma[J]. Biomed Chromatogr, 2011, 25(12): 1374-1380.

[27] ALAHUHTA S, RASANEN J, JOUPPILA P, et al. Ephedrine and phenylephrine for avoiding maternal hypotension due to spinal anaesthesia for caesarean section[J]. Int J Obstet Anesth, 1992, 1(3): 129-134.

[28] LEE A, NGAN KEE W D, GIN T. A quantitative, systematic review of randomized controlled trials of ephedrine versus phenylephrine for the management of hypotension during spinal anesthesia for cesarean delivery[J]. Anesth Analg, 2002, 94(4): 920-926.

[29] MORAN D H, PERILLO M, LAPORTA R F, et al. Phenylephrine in the prevention of hypotension following spinal anesthesia for cesarean delivery[J]. J Clin Anesth, 1991, 3(4): 301-305.

[30] PIERCE E T, CARR D B, DATTA S. Effects of ephedrine and phenylephrine on maternal and fetal atrial natriuretic peptide levels during elective cesarean section[J]. Acta Anaesthesiol Scand, 1994, 38(1): 48-51.

[31] KEE W D N, KHAW K S, LAU T K, et al. Randomized double-blinded comparison of phenylephrine versus ephedrine for maintaining blood pressure during spinal anesthesia for nonelective cesarean section[J]. Anesthesiology, 2015, 122(4): 736-745.

[32] JOHNS R A. Local anesthetics inhibit endothelium-dependent vasodilation[J]. Anesthesiology, 1989, 70(5): 805-811.

[33] ALAHUHTA S, RASANEN J, JOUPPILA P, et al. The effects of epidural ropivacaine and bupivacaine for cesarean section on uteroplacental and fetal circulation[J]. Anesthesiology, 1995, 83(1): 23-32.

[34] JAUNIAUX E, JOHNSON M R, JURKOVIC D, et al. The role of relaxin in the development of the uteroplacental circulation in early pregnancy[J]. Obstet Gynecol, 1994, 84(3): 338-342.

[35] ALBRIGHT G A, JOUPPILA R, HOLLMEN A I, et al. Epinephrine does not alter human intervillous blood flow during epidural anesthesia[J]. Obstetric Anesthesia Digest, 1981, 1(4): 106.

[36] MARCUS M A E, GOGARTEN W, VERTOMMEN J D, et al. Haemodynamic effects of repeated epidural test-doses of adrenaline in the chronic maternal-fetal sheep preparation[J]. Eur J Anaesthesiol, 1998, 15(3): 320-323.

[37] EISENACH J C, CASTRO M I, DEWAN D M, et al. Epidural clonidine analgesia in obstetrics: sheep studies[J]. Anesthesiology, 1989, 70(1): 51-56.

[38] MARDIROSOFF C, DUMONT L, BOULVAIN M, et al. Fetal bradycardia due to intrathecal opioids for labour analgesia: a systematic review[J]. BJOG, 2002, 109(3): 274-281.

[39] GIN T, NGAN-KEE W D, SIU Y K, et al. Alfentanil given immediately before the induction of anesthesia for elective cesarean delivery[J]. Anesth Analg, 2000, 90(5): 1167-1172.

[40] KEE W D N. Intrathecal Pethidine: Pharmacology and Clinical Applications[J]. Anaesth Intensive Care, 1998, 26(2): 137-146.

[41] D'ANGELO R, ANDERSON M T, PHILIP J, et al. Intrathecal sufentanil compared to epidural bupivacaine for labor analgesia[J]. Anesthesiology, 1994, 80(6): 1209-1215.

[42] ALON E, BALL R H, GILLIE M H, et al. Effects of propofol and thiopental on maternal and fetal cardiovascular and acid-base variables in the pregnant ewe[J]. Anesthesiology, 1993, 78(3): 562-576.

[43] STRUMPER D, GOGARTEN W, DURIEUX M E. The effects of S+-ketamine and rracemic ketamine on uterine blood flow in chronically instrumented pregnant sheep[J]. Anesth Analg, 2004, 98(2): 497-502.

[44] NGAN-KEE W D, KHAW K S, MA K C, et al. Maternal and neonatal effects of remifentanil at induction of general aAnesthesia for cesarean delivery[J]. Anesthesiology, 2006, 104(1): 14-20.

[45] GUCLU S, GOL M, SAYGILI U, et al. Nifedipine therapy for preterm labor: effects on placental, fetal cerebral and atrioventricular Doppler parameters in the first 48 hours[J]. Ultrasound Obstet Gynecol, 2006, 27(4): 403-408.

[46] RAMSAY B, DE BELDER A, CAMPBELL S, et al. A nitric oxide donor improves uterine artery diastolic blood flow in normal early pregnancy and in women at high risk of pre-eclampsia[J]. Eur J Clin Invest, 1994, 24(1): 76-78.

[47] TODA N, KIMURA T, YOSHIDA K, et al. Human uterine arterial relaxation induced by nitroxidergic nerve stimulation[J]. Am J Physiol, 1994, 266(4): 1446-1450.

[48] RALEIGH J A, CALKINSADAMS D P, RINKER L H, et al. Hypoxia and vascular endothelial growth factor expression in human squamous cell carcinomas using pimonidazole as a hypoxia marker[J]. Cancer Res, 1998, 58(17): 3765-3768.

[49] HAMILL N, YEO L, ROMERO R, et al. Fetal cardiac ventricular volume, cardiac output, and ejection fraction determined with 4-dimensional ultrasound using spatiotemporal image correlation and virtual organ computer-aided analysis[J]. Am J Obstet Gynecol, 2011, 205(1): 76.e1-76.e10.

[50] GEFFIN B, SHAPIRO L. Sinus bradycardia and asystole during spinal and epidural anesthesia: A report of 13 cases[J]. J Clin Anesth, 1998, 87(3): 278-285.

[51] AUROY Y, NARCHI P, MESSIAH A, et al. Serious complications related to regional anesthesia : results of a prospective survey in France[J]. Anesthesiology, 1997, 87: 479-486.

[52] TURNER R J, LAMBROS M, HOLMES C, et al. The effects of sevoflurane on isolated gravid human myometrium[J]. Anaesth Intensive care, 2002, 30(5): 591-596.

第七章 🫀

胎儿室间隔完整型肺动脉闭锁伴右心发育不良综合征介入治疗

　　室间隔完整型肺动脉闭锁是一种复杂紫绀型先天性心脏病，其特征是右心室流出道完全闭塞，表现为瓣膜闭锁或漏斗部肌性闭锁。室间隔完整型肺动脉闭锁的胎儿右心室前向血流受阻，右心室压力升高，造成右心室心肌向心性肥厚，逐渐演变进展为右心发育不良综合征，可导致胎儿水肿、心力衰竭甚至胎儿宫内死亡。室间隔完整型肺动脉闭锁胎儿在出生时有可能发展为显著的右心室发育不良和单心室循环结局，这需要在出生后数年内进行多次复杂干预，由此早期宫内进行瓣膜成形术的想法逐渐形成，目的是通过宫内干预使胎儿产后双心室修复成为可能。肺动脉瓣成形术是利用球囊扩张的机械力量使粘连甚至闭锁的肺动脉瓣叶交界处分离，以缓解瓣口狭窄程度，适用于胎儿肺动脉瓣膜性闭锁。2002 年，该项技术首次在室间隔完整型肺动脉闭锁胎儿宫内介入治疗中成功实施，之后渐次开展，可及早中断疾病自然进展，解除梗阻性病变，促进右心室发育，增加出生后双心室循环可能，改善远期预后。

第一节　疾病自然病程

一、胎儿肺动脉瓣病变解剖

　　妊娠期间，肺动脉瓣和肺动脉主干应略大于主动脉瓣和主动脉，这种差异一直持续到出生。半月形肺动脉瓣形成于右房室瓣完成之前，在妊娠早期瓣膜尖部较厚，至出生前逐渐变薄。室间隔完整型肺动脉闭锁是一种以右心室流出道与肺动脉干之间缺乏交通为特征的异质性病变，胎儿室间隔完整型肺动脉闭锁诊断相对容易。危重型肺动脉瓣狭窄与肺动脉闭锁之间的鉴别仍有困难，由于处置策略相同，因此不影响患儿产前和产后的处理。胎儿室间隔完整型肺动脉闭锁在宫内的自然史、新生儿结局和产后矫正类型（单心室与双心室）的预测因素仍然是目前的研究热点。

　　室间隔完整型肺动脉闭锁的右心室可逐步进展到重度发育不良、流出道部肌性闭锁、右心室与冠状动脉出现异常交通。同样，危重型肺动脉瓣狭窄可具有同样的疾病病理演变。整个病程中，三尖瓣可发育不良或缩小，三尖瓣大小多与右心室腔大小成正比，影响胎儿的预后和治疗。三尖瓣重度反流可导致右心室负性重构，心室肌壁变薄、扩张，可导致胎儿水肿和宫内死亡。即使右心室形态学上三个组成部分（流入道部、小梁部和漏斗部）均存在，由于继发性肥厚的存在,因此也无法保证心腔容积足够大。室间隔完整型肺动脉闭锁胎儿肺动脉通常大小正常,通过动脉导管逆行供应肺循环。

以肺动脉瓣形态为标准,室间隔完整型肺动脉闭锁或危重型肺动脉瓣狭窄可分为三种类型。

A 型:肺动脉瓣闭锁,穹顶形瓣膜可见 3 个中缝,通常右心室和肺动脉主干之间有潜在的连续性。只有少数为肺动脉肌性闭锁,瓣口和肺动脉主干之间没有连续性。

B 型:危重型肺动脉瓣狭窄,有 3 个发育不良的小叶(10% ~ 20%),中心有针孔状血流通过。

C 型:危重型肺动脉瓣狭窄,二叶瓣或单叶瓣发育不全。

A 型肺动脉闭锁的瓣膜仍有可识别的尖点和 3 个中缝,为瓣膜在发育过程中分化成形后逐渐融合所成,主要表现为右心室漏斗部发育不良,心室壁肥厚,三尖瓣发育不良,三尖瓣环变小。肺动脉内径通常正常,只有约 10% 的病例狭小。右心室和冠状动脉之间形成窦状交通,可能为右心室减压。在某些情况下,右心室可检测到心内膜破裂。右心房通常增大和肥厚,卵圆孔通常未闭。

B 型的特征是瓣膜尖点呈圆顶状,外观为厚帘状,有 2 ~ 4 个中缝,中心有一个针孔样开口,允许血液流过瓣膜。此类型瓣膜中心孔的大小可有不同,动脉导管发育正常,肺动脉主干及分支存在不同程度的扩张。右心室的特征与室间隔完整型肺动脉闭锁相似,右心室腔大小不一,伴发育不良为主,室壁肥厚,以漏斗部狭窄为主。在某些情况下,隔缘小梁可以凸入心室,产生双室型右心室。在极少数情况下,针尖圆顶形瓣膜可出现严重结节性增生性叶状体。

C 型往往表现为肺动脉二叶瓣形态良好,瓣叶薄,有或无中缝,瓣环较小。右心室、三尖瓣大小多数正常,心室壁厚无明显肥厚。在单叶瓣的情况下,其形态是一个短叶状的尖瓣,只有一个偏心位移的中心孔。右心室和右心房特点与前述类型相似。

在评估室间隔完整型肺动脉闭锁或危重型肺动脉瓣狭窄程度时,除评估瓣膜形态和是否存在瓣膜尖部不典型增生外,尚须仔细评估右心室的大小和肥厚程度,尤其是右心室流出道是否存在梗阻。此外,三尖瓣也需要精确的评估。由于主动脉瓣不典型增生和主动脉瓣上狭窄很少被发现,可能会影响胎儿的介入治疗策略,所以也应仔细评估左心系统。在某些室间隔完整型肺动脉闭锁或危重型肺动脉瓣狭窄病例中,胎儿生长可能同样受到限制。

二、胎儿产后处置和结局

大多数室间隔完整型肺动脉闭锁胎儿可以存活到出生,出生后未经治疗的室间隔完整型肺动脉闭锁患儿预后极差。50% 于出生后 2 周内因严重的低氧血症和代谢性酸中毒死亡,6 月龄时死亡率约 85%,产后双心室循环结局仅 32% ~ 55%。本病异质性高,解剖差异大,虽然手术治疗方案多样,但治疗效果总体欠佳。对于右心室发育接近正常或严重不良的患儿治疗策略相对明确,而对于右心室发育介于两者之间的室间隔完整型肺动脉闭锁治疗策略尚无统一方案,其治疗策略多基于单中心治疗经验。针对不同的解剖需进行不同的处理,因此术前全面准确地评估对于手术方法的选择和预后估计非常重要。

对于出生后存在导管依赖性肺循环的病例，第一步是应用前列腺素 E_1（prostaglandin E_1，PGE_1）治疗保持动脉导管开放。如行超声心动图检查后排除右心室依赖性冠状循环，则实施肺动脉瓣膜成形术。手术治疗的目的是改善低氧血症、实现双心室循环，关键是恢复右心室与肺动脉的连续性，建立右心室流出道前向血流。手术策略包括右心室减压（如右心室流出道重建术、肺动脉瓣切开术及经导管肺动脉瓣打孔术）、单心室修复、一个半心室修复和双心室修复。治疗方法包括外科手术治疗、经导管介入治疗及杂交（hybrid）手术治疗。

对于右心室轻度发育不良者，应早期行手术疏通右心室流出道，以促进右心室发育；如右心室发育良好，可一期闭合房间隔缺损并行心外分流。1990 年，伦敦埃维莉娜儿童医院的 Qureshi 等开始行经导管闭锁肺动脉瓣打孔术，打孔后行经皮球囊瓣膜成形术，大大增加了室间隔完整型肺动脉闭锁初始治疗的选择。该方法的主要优点是侵入性低、术后恢复快，与外科手术相比，术后低心排血量综合征的发生率降低。目前，新生儿期介入方式干预室间隔完整型肺动脉闭锁的成功率高，中远期生存率可达 81.0%～92.5%，成为外科直视切开术的替代方案。

右心室中度发育不良的患儿可采用跨瓣补片加宽右心室流出道，保留卵圆孔或房间隔缺损，但应同时施行体-肺动脉分流术。体-肺动脉分流术包括改良 B-T 分流术和中央分流术。改良 B-T 分流术成为体-肺动脉分流术的主要式式，降低了手术难度，便于控制肺血流量，在改善患者缺氧、活动能力，促进肺动脉发育等方面效果显著提高，能更好地为二期手术创造机会。体-肺动脉分流术后病死率较高，目前基本维持在 2.0%～14.1%。20 世纪 90 年代，有学者提出用动脉导管内置入支架的方法代替体-肺动脉分流术，经过数十年的血管支架技术的发展及材料工艺的改进，动脉导管支架置入术的成功率较前明显提高，现已超过 90%。对于右心室发育欠佳的病例，球囊扩张的同时可在动脉导管内置入支架保证肺循环血供。动脉导管支架置入术治疗效果良好，可作为室间隔完整型肺动脉闭锁一期 B-T 分流术的替代方案。中度右心室发育不良的患儿术后需密切随访评估右心室发育情况，预测是否最终能达到双心室修复，或只能一室半或单心室修复。同时需谨慎评估体-肺动脉分流和心房内分流及肺动脉和三尖瓣反流是否需要处理。

重度右心发育不良的患儿，单纯施行体-肺动脉分流姑息治疗，体-肺动脉分流术后右心室仍不发育者，符合二期手术[包括双向格林手术、肺动脉下心室旷置术（又称 Fontan 手术）等]条件者应尽早进行二期手术。对于二期手术的时机选择目前尚存在争议，早期行二期腔肺吻合术的优点有：①减轻容量负荷；②减轻体循环压力对肺血管床的损伤；③提高体循环舒张压，改善冠状动脉氧供。Chanayem 等研究提出，通过监测如果发现患儿体-肺动脉分流术后经皮血氧饱和度＜75%、体质量不增加或体质量增加极少（3 天＜20g）者，均需行二期手术。右心室依赖性冠状循环病例由于缺血/冠状动脉事件，导致产后死亡率相当高，主要的手术选择是建立体-肺动脉分流，单心室姑息手术可提供一个相对良好的临床结果，但从长期来看，随时伴有运动时缺血的临床症状，临床工作中需警惕。

目前，多项研究均使用胎儿三尖瓣和肺动脉瓣 Z 评分来预测出生后的双心室或单心室修复效果。Gardiner 等在病例研究中显示三尖瓣 Z 评分是一个很好的预测因子，产后双心室修复的最佳预测评分是妊娠 23 周前的肺动脉瓣 Z 评分中值＞−1 和三尖瓣 Z 评分中值>-3.4。妊娠 26 周前,三尖瓣 Z 评分中值>-3.95,未完成双心室修复的患儿,其中晚期胎儿超声心动图显示三尖瓣平均生长率明显较低。妊娠 23 周后,如果胎儿三尖瓣 Z 评分中值≤-4,妊娠 30 周超声心动图显示三尖瓣环直径≤5mm,则可预测产后不良结局。三尖瓣大量反流能促进右心室和三尖瓣的生长,是双心室修复的预测因素,此类胎儿往往不伴随右心室依赖性冠状循环。此外,右心室内径与左心室内径比值<0.5 和 / 或无三尖瓣反流也可预测预后不良。Roman 等提出了一个四项标准评分系统来预测室间隔完整型肺动脉闭锁或危重型肺动脉瓣狭窄的产后结局,他们发现非双心室循环结局的最佳敏感性和特异性如下:①三尖瓣瓣环 / 二尖瓣瓣环比值<0.7;②右心室内径 / 左心室内径比值<0.6;③三尖瓣灌注持续时间<31.5% 的心动周期;④右心室依赖性冠状循环的存在。如果这四项标准中有三项完全满足,则提示非双心室循环结局的敏感性为 100%,特异性为 75%。

第二节　胎儿超声心动图诊断和评估

胎儿室间隔完整型肺动脉闭锁诊断相对容易,但完全型肺动脉闭锁和危重型肺动脉瓣狭窄之间的鉴别较困难。产前明确这一复杂畸形的解剖特征,如右心室大小、是否伴有冠状动脉异常循环,对判断预后和选择治疗方案具有重要意义。

一、胎儿超声心动图评估

胎儿室间隔完整型肺动脉闭锁与危重型肺动脉瓣狭窄的鉴别诊断有时比较困难,危重型肺动脉瓣狭窄可在产前进展为肺动脉闭锁。肺动脉瓣膜性闭锁通常占 75% 左右,少数病例为肺动脉肌性闭锁伴漏斗部闭塞。超声心动图显示右心室与肺动脉干之间无连续性。所有的血管测量指标都取收缩末期的最大径。

（一）二维超声心动图

1. 四腔心切面　左、右心腔不对称是胎儿室间隔完整型肺动脉闭锁伴右心室发育不良综合征最容易被发现的异常征象,进而发现右心室壁较左心室壁心肌增厚、运动减弱。与左心室相比,右心室的大小在整个妊娠期可恶化为严重发育不良,心腔逐渐变小。右心室肌壁和小梁部明显肥厚,室间隔可偏移至左心室流出道,左心室充盈功能可能受损,当这种移位非常明显时,左心室充盈功能可能受损,明显的心内膜弹力纤维增生并不常见。当三尖瓣环发育异常导致三尖瓣关闭不全时,则会产生不同程度的三尖瓣反流,大量的三尖瓣反流会导致右心房扩大。右心发育异常的诊断标准包括:四腔心切面左心腔与右心腔大小不对称,其中右心房横径明显大于左心房横径时为右心房扩大;右心室长径与左心室长径比值<1.0 时为右心室发育不良;右心室长径与左心室长径比值>1.2 时为右心室扩大;右心室壁与左心室壁心肌厚度之比>1.0 时为右心室肥厚。右心房及右心室明显扩张和心室肌壁变薄较罕见,可能与中度或重度三尖瓣反流相关。

2. 右心室流出道或三血管切面　胎儿肺动脉闭锁的绝大部分病理类型为肺动脉瓣膜性闭锁,右心室流出道或三血管切面显示肺动脉瓣瓣膜增厚,回声增强,肺动脉瓣随着心动周期无明显的启闭活动,肺动脉内径细小,且明显小于主动脉内径,严重者甚至观察不到明显的肺动脉及右心室流出道的解剖结构。

（二）彩色多普勒超声心动图

1. **四腔心切面** 胎儿室间隔连续性完整，心室水平无明显穿隔血流。由于三尖瓣的发育程度不同，所以右心室的血流充盈程度也不同，伴随三尖瓣收缩期反流程度也不同，右心房扩大程度也会不同。三尖瓣和二尖瓣的大小是在房室瓣关闭前的舒张末期测量的，计算三尖瓣与二尖瓣的比值。三尖瓣反流射流可见于整个收缩期，由于右心室压力升高而产生高速射流。三尖瓣反流程度的诊断标准为：应用彩色多普勒技术分别围测三尖瓣反流束的面积及右心房的面积，计算三尖瓣反流束面积占右心房面积的比值：<30% 为轻度反流；30%～50% 为中度反流；>50% 为重度反流。右心室流出道或三血管切面可见跨肺动脉瓣处无明显的前向血流信号，收缩晚期肺动脉内可探及来自动脉导管的反向灌注血流信号。

2. 室间隔完整型肺动脉闭锁中的冠状动脉异常包括右心室依赖性冠状循环和／或冠状动脉狭窄和闭塞。据报道，31%～68% 的室间隔完整型肺动脉闭锁患者存在右心室依赖性冠状循环。超声心动图评价胎儿冠状循环状况，现在可以通过高分辨率二维成像和新的彩色多普勒技术扫描主动脉根部和右心室心肌实现。产前超声心动图通常无法发现冠状动脉狭窄。彩色多普勒速度标尺降到 30cm/s 以下，在右心室壁心外膜表面和右心室小梁内识别到湍流彩色信号时，应怀疑存在窦道。冠状动脉舒张期湍流出现在胎儿心脏的横切面心室上方是最强有力的证据，但有时这种血流难以记录。另外，彩色多普勒成像显示这种血液湍流来自主动脉根部并面向右心室腔，表现为收缩期反向高速血流信号及舒张期前向低速血流信号。

（三）室间隔完整型肺动脉闭锁超声鉴别诊断

1. **冠状动脉瘘**（fistula of coronary artery，FCA） 是指正常起源的左、右冠状动脉主干或分支与心腔和／或大血管之间存在异常交通的一种先天性血管畸形。冠状动脉瘘引流入右心系统多见，约占 90%，依次为右心室、右心房、肺动脉、冠状静脉瘘及上腔静脉，其中又以冠状动脉 - 右心室瘘最为多见，占 40%～45%。

冠状动脉 - 右心室瘘在超声心动图可见冠状动脉增宽，与右心室有直接交通，明显特征为彩色多普勒血流显像（color doppler flow imaging，CDFI）可见自冠状动脉至右心室的左向右分流信号，脉冲多普勒可见瘘口处单向以舒张期为主的血流频谱。但当存在右心室依赖性冠状循环（right ventricular dependent coronary circulation，RVDCC）时，彩色多普勒血流显像可见冠状动脉至右心室间存在以右心室至冠状动脉灌注为主的双期、双向血流信号。Garcia 等应用脉冲多普勒和彩色多普勒显示冠状动脉内出现反向血流信号提示存在冠状动脉 - 右心室瘘；同时，冠状动脉 - 右心室瘘的胎儿由于心脏容量负荷增加，所以其右心室及三尖瓣环内径多为正常或增大，而右心室显著发育不良，右心室壁显著肥厚，三尖瓣口（环）径明显缩小，Z 评分 <-3，这两点亦可作为鉴别诊断的依据。

2. **三尖瓣大量反流** 正常三尖瓣于收缩期关闭，以阻止血液自右心室逆流入右心房。胎儿期三尖瓣大量反流的原因有以下几种：①先天性心脏病：胎儿三尖瓣发育不良、埃布斯坦畸形等原发性三尖瓣结构异常而导致的三尖瓣大量反流；室间隔完整型肺动脉闭锁、肺动脉瓣狭窄及动脉导管收缩或早闭等右心室流出道梗阻的先天性心脏病，由于右心室后负荷增加，而导致三尖瓣大量反流。②容量负荷过重：右心室容量负荷过重会引起三尖瓣反流，如胎儿双胎输血综合征、外周动静脉瘘（如盖伦静脉瘤）、绒毛膜血管瘤等。③心功能异常：多种因素引起的胎儿心功能异常，如胎儿心律失常、宫内感染、低氧血症所致的严重宫内发育迟缓等。④染色体异常：妊娠早期出现三尖瓣反流与染色体异常有关，如唐氏综合征和 18- 三体综合征。

（四）胎儿超声心动图检查目的

1. 测量胎儿生物学指标、瓣膜大小、心室腔内径、大动脉的长度和内径。

2. 应用彩色和脉冲波多普勒研究胎儿心脏瓣膜和房间隔的血流速度及方向。

3. 评估动脉导管的形态和血流方向，以及收缩和舒张期速度。

（五）胎儿超声心动图诊断

1. 肺动脉瓣瓣膜闭锁，无跨瓣膜前向血流（图 7-1）。

2. 室间隔完整或高度限制性室间隔缺损。

3. 右心室明显发育不良（图 7-2）。

4. 动脉导管存在逆向血流。

5. 胎儿水肿。

6. 右心室发育停滞或落后 3～4 周。

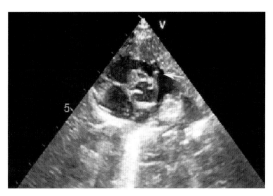

图 7-1　胎儿超声心动图大动脉短轴切面示肺动脉瓣瓣膜闭锁

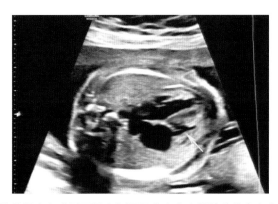

图 7-2　胎儿超声心动图四腔心切面示右心室心腔狭小伴右心室心肌肥厚

7. 全心动周期三尖瓣大量反流（图 7-3 ）。

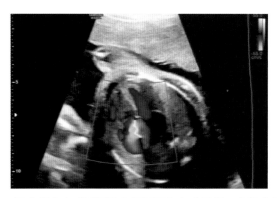

图 7-3　胎儿超声心动图四腔心切面示全心动周期三尖瓣大量反流

二、适应证

胎儿肺动脉瓣成形术可遵循两种不同的目标：首先是通过逆转严重的右心室失代偿引起的胎儿水肿简单地确保胎儿存活；其次是通过促进心室、瓣膜和血管水平的宫内生长，避免胎儿出生后出现功能性单心室。这些目标能否实现取决于选择合适的候选人。选择胎儿肺动脉瓣成形术合适的候选人较困难，多取决于不同中心的经验、进行干预的小组的专业知识水平和合作能力，以及充分的技术设备准备。右心室轻度发育不良的胎儿产后单纯行经皮球囊肺动脉瓣成形术足以实现双心室循环，只有有限类型的病变有可能从产前干预，即从胎儿肺动脉瓣成形术中获益，而最终是否能够实现双心室循环高度依赖于产后管理策略。

室间隔完整型肺动脉闭锁确诊后应密切监测胎儿心脏状态，特别是右心室的大小。如果随访 3 ~ 4 周右心室未见发育，动脉导管逆行血流，这一过程则不太可能自发逆转，只能通过打开肺动脉瓣减压右心室来实现。借鉴三尖瓣 Z 评分定性评估参考标准：三尖瓣 Z 评分 >-2.5 的妊娠中期胎儿一般在出生后可实现双心室循环，而三尖瓣 Z 评分 <-4.0 的胎儿已经有严重的右心室发育不全，胎儿肺动脉瓣成形术后不太可能承担肺循环，因此丧失了双心室循环可能。因此，建议三尖瓣病变候选标准是三尖瓣 Z 评分介于 -4.0 和 -2.5 之间，并定性为轻度或中度右心室发育不良者。胎儿心脏参数指标应尽可能接近单心室循环结局，符合胎儿治疗的伦理合理性，目前参考标准包括：①三尖瓣瓣环 Z 评分 <-4.0，右心室明显缩小；②三尖瓣瓣环 / 二尖瓣瓣环≤0.83；③右心室长径 / 左心室长径≤0.64；④肺动脉瓣瓣环 / 主动脉瓣瓣环≤0.75；⑤三尖瓣流入时间 / 心动周期 <0.36。

需指出的是，实施干预的经验越多，超声引导图像质量越高，干预产生的风险就越小。在这种治疗原则下，即使是预期为双心室室间隔完整型肺动脉闭锁的胎儿，也可以通过早期干预使右心室达到最佳结构和功能，可作为胎儿肺瓣膜成形术的重要指征。

三、禁忌证

1. 孕妇存在麻醉禁忌证者严禁执行该手术。

2. 胎儿存在其他心脏严重畸形及心外严重畸形,遗传学筛查证实存在遗传综合征,双胎、多胎妊娠。

3. 胎儿室间隔完整型肺动脉闭锁逐渐进展为右心室发育不良,为异质性疾病,其治疗效果往往基于右心室和三尖瓣发育不全的程度,对于上述单心室循环结局参考标准中大于等于三项者,其出生后双心室循环结局可能性较小,加之胎儿肺动脉瓣成形术中易发生顽固性胎儿心动过缓,实施胎儿肺动脉瓣成形术意义不大。

4. 若检查提示胎儿存在右心室流出道纤维肌肉闭锁和/或右心室依赖性冠状循环,则不适合行胎儿肺动脉瓣成形术。

5. 右心室肥厚伴卵圆孔低速分流或三尖瓣低速反流(<2.5m/s)反映右心室呈低压萎缩,提示心肌储备能力不足,则认为无手术机会。

第三节 胎儿肺动脉瓣成形术

一、胎儿位置

胎儿位置是决定胎儿肺动脉瓣成形术是否成功的首要因素。一旦胎儿处于背后位,右心室朝向孕妇腹部,胎儿脊柱位于 5 点到 7 点方向之间,手术成功的概率将提高。有一些"边界"位置,理论上仍有可能进行干预,但对整个团队来说无疑更困难、更具挑战。此外,还有一些胎儿体位不可能进行成功干预(如脊柱前位),手术必须推迟,直到出现更好的体位。最初的评估通常由围产医师和心脏科医师共同完成。

二、人员配备

手术在手术室进行,有足够的空间供麻醉小组使用(我们在全身麻醉下进行所有手术);手术台一侧有超声设备,另一侧有必要的平车等设备(图7-4)。我们的介入小组由围产医师、胎儿心脏医师、麻醉医师和护理人员组成。

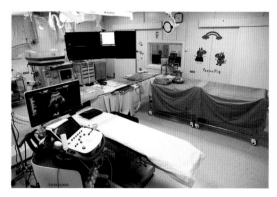

图7-4 设备摆放

三、术前准备

1. 孕妇准备 术前签署手术知情同意书。超声检查胎儿的位置,如果发现胎儿位置合适,把孕妇带进手术室,再次通过超声评估胎儿位置,如果胎儿没有改变位置,立即开始麻醉。采用静脉吸入复合全身麻醉,只有在确认孕妇和胎儿均被有效麻醉后,所有其他必要的准备工作才能继续:孕妇的体位准备、皮肤消毒和准备手术现场。备好抢救药物(肾上腺素、阿托品)。

2. 超声设备准备 提前为超声设备的键盘和探头覆盖无菌薄膜。

3. 导管和针刺设备准备 选择18G还是19G的穿刺针,取决于胎龄和到胎心的距离。准备0.014in 导丝和2.5~3.5mm 单轨冠状动脉球囊导管。将导丝插入球囊导管,然后在取出套管针后将导丝和导管一起送入穿刺针。在导管和导线上放置标记,确保进针深度可以控制。

四、手术操作

1. 穿刺 这是手术最关键的部分。穿刺针的方向必须从一开始就精准定位,因为一旦进入胎儿心脏,就无法进行更大地操作或角度修正。因此,穿刺时超声医师和围产医师之间的默契配合至关重要。这个手术比主动脉瓣扩张更具挑战性,因为作为靶点的发育不全的右心室肺动脉瓣瓣膜通常很小,穿刺针必须在近端瓣膜近1.0cm 处进入右心室流出道区域,并且几乎垂直于胎儿胸部,针尖进入右心室流出道,同时仔细调整成像平面,整个针头长度和目标瓣膜都要包含在视野中。

2. 确定正确的针头位置 在穿刺针穿过闭锁的肺动脉瓣或严重狭窄的肺动脉瓣瓣膜之前,必须确保穿刺针位于胎儿右心室腔内,但是单凭超声检查很难判断,在这个时候需要慢慢取出套管针芯,如果血液通过针头流出(通常是在安静的高压状态下),就可以确定其在心脏内。

3. 闭锁性肺动脉瓣瓣膜穿孔 闭锁性肺动脉瓣瓣膜穿孔时必须小心操作,动作要非常缓慢,否则会将气泡推入房室,之后的影像会严重恶化。在超声引导下,针头通过瓣膜进入主肺动脉,后将导丝向前推进,一旦导丝在主肺动脉或动脉导管中清晰可见,球囊导管沿导丝送入,至横跨肺动脉瓣环为最佳位置(图7-5)。

4. 球囊扩张 球囊尺寸应至少比肺动脉瓣环的直径大10%~20%。利用现有器材通过18G/19G 的穿刺针可将一2.5~3.5mm 的球囊扩张至最大的尺寸。

5. 设备回撤 扩张后的球囊不能再回收至穿刺针内,因此,扩张完成后,整个系统(穿刺针+球囊+导丝)作为一个整体通过胎儿心脏壁,从胎儿和孕妇体中抽出,避免球囊从导管轴上剪断。技术上手术成功的标志为术后彩色多普勒超声观

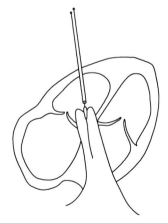

图7-5 胎儿肺动脉瓣成形术:球囊横跨肺动脉瓣膜

察肺动脉瓣出现前向射流,立即密切观察有无心包积液、心功能不全和胎心过缓等并发症。

6. 术后评估 术后立即观察心包积液和心动过缓情况。术后 24～48 小时观察有无早产或胎儿心律失常;观察是否有胎膜早破或羊膜感染的迹象。若孕妇及胎儿无明显异常,可在术后 3 天出院,建议每 2、4 周随访一次,观察血流动力学变化。

第四节　胎儿肺动脉瓣成形术国内外经验

2000 年,奥地利林茨儿童医院完成首例妊娠 28 周室间隔完整型肺动脉闭锁胎儿心脏干预。该胎儿右心室发育不良,生长停止,三尖瓣解剖结构良好可见明显反流,肺动脉瓣膜性闭锁,汇合肺动脉发育良好,出现胸腔积液。术中使用 16G 穿刺针成功地在肺动脉瓣瓣膜上穿孔,术后彩色多普勒提示肺动脉瓣可见顺行和逆行血流。随后几周内记录到血流动力学显著变化:右心室长轴及三尖瓣环生长明显、三尖瓣反流完全消失。但术后 6 周由于穿孔的肺动脉瓣出现再狭窄,导致三尖瓣大量反流再次出现,女婴在 38^{+2} 周分娩;出生后接受经皮肺动脉瓣成形术,并行改良 B-T 分流术,放置 3.5mm 人工管道。在 8 月龄时分流管道被成功移除。女孩现已 19 岁,存在轻至中度的肺动脉狭窄,无需服用药物,没有再接受其他手术干预措施,无运动不耐受。经过近 20 年的发展,国内外多项研究证实胎儿肺动脉瓣成形术在技术上可行,效果可靠,手术技术成功率为 70%。Grady 等对 4 例平均胎龄 25 周的室间隔完整型肺动脉闭锁胎儿进行胎儿肺动脉瓣成形术,取得 100% 的技术成功,术后右心室发育和血流动力学均得到改善。Tulzer 等报道其成功实施胎儿肺动脉瓣成形术的 8 例 PA/CPS-IVS 胎儿,术后评估显示右心系统发育情况同样得到改善。目前,胎儿肺动脉瓣成形术后胎儿出生后双心室修复率为 40.0%～70.4%。国际胎儿先天性心脏病介入治疗注册处公布了来自多个机构的数据,在入选的 30 例胎儿中,16 例接受了胎儿肺动脉瓣成形术,其中 11 例手术成功,3 例技术失败,2 例手术失败。技术成功的 11 例胎儿中,3 例发生与手术相关的死亡,1 例晚期胎儿宫内死亡。技术失败的 3 例中,1 例为与手术相关的胎儿死亡。未接受胎儿肺动脉瓣成形术的胎儿(n = 14)中,8 例胎儿活产出生。未接受胎儿肺动脉瓣成形术和手术失败的 10 例胎儿,4/10 例(40%)最终获得理想的双心室循环结局,2/10 例为单心室结果,4 例在出院前早期死亡。技术成功的胎儿肺动脉瓣成形术的活产婴儿中,5/7 例(70%)获得双心室循环结局,出院前死亡率为 28.6%。

在没有严重冠状动脉瘘或右心室流出道肌性闭锁的情况下,右心室发育不良的严重程度决定了室间隔完整型肺动脉闭锁胎儿的远期预后。右心室形态和三尖瓣瓣环大小是评估右心室发育情况的重要指标,也是双心室循环结局的主要决定因素。手术干预时机延迟将影响右心室发育,原因是妊娠晚期重度右心室发育不良即使接受 FPV 术,右心室也无充分发育时间。目前,国内外干预时机多选择在妊娠早、中期,Tworetzky 等报道 10 例胎儿肺动脉瓣成形术胎龄中位数为妊娠 24(21～28)周,Tulzer 等报道 23 例胎儿肺动脉瓣成形术胎龄中位数为妊娠 28^{+4}(23^{+6}～32^{+1})周。广东省人民医院庞程程等报道 2 例胎儿肺动脉瓣成形术,胎儿胎龄均为 28 周。本中心 FPV 手术胎龄中位数为 27^{+3}(26^{+1}～28^{+3})周,并实现国内最小胎龄(妊娠 26 周)的技术突破。目前,已公开发布的儿室间隔完整型肺动脉闭锁伴右心发育不良综合征单心室结果的预测指标,依赖于右心室与左心室解剖学结构的比较,反应右心室压力负荷(表7-1)。

表 7-1 胎儿单心室循环结局预测指标

文献资料	胎儿单心室循环结局预测指标
Salvin 等(2006 年)	三尖瓣 Z 评分 ≤-3.00
Roman 等(2007 年)	三尖瓣瓣环 / 二尖瓣瓣环≤0.70;右心室长径 / 左心室长径≤0.60;三尖瓣流入时间 / 心动周期<0.315;右心室依赖性冠脉循环
Gardiner 等(2008 年)	肺动脉瓣 Z 评分<-1.00 或三尖瓣 Z 评分<-3.40(胎龄<23 周) 三尖瓣 Z 评分中位数<-3.95(胎龄<26 周) 肺动脉瓣 Z 评分中位数<-2.80,三尖瓣瓣环 / 二尖瓣瓣环<0.7(胎龄26~31 周) 三尖瓣 Z 评分中位数<-3.90,三尖瓣瓣环 / 二尖瓣瓣环<0.59(胎龄>31 周)
Gómez Montes 等(2012 年)	三尖瓣 Z 评分中位数<-2.00,右心室明显缩小;三尖瓣瓣环 / 二尖瓣瓣环≤0.83;右心室长径 / 左心室长径≤0.64;肺动脉瓣瓣环 / 主动脉瓣瓣环≤0.75;三尖瓣流入时间 / 心动周期<0.36

国外学者建议胎儿肺动脉瓣成形术扩张球囊直径与胎儿肺动脉瓣瓣环的合适比例为1:1.2~1.5,但受宫内穿刺针内径限制,实际选择球囊大小受限。国外学者回顾分析显示,手术可选择 16G、18G 及 19G 的穿刺针,应用直径为 3.5mm 和 4.0mm 的冠脉球囊,胎儿肺动脉瓣成形术扩张球囊直径与胎儿肺动脉瓣瓣环比值为 1:0.8~1.2。手术并不能完全消除狭窄,但事实证明肺动脉瓣即使轻微打孔,右心室也可明显减压,进而改善胎儿血流动力学。

Tulzer 等研究分析 23 例室间隔完整型肺动脉闭锁或危重型肺动脉瓣狭窄胎儿在妊娠中晚期实施胎儿肺动脉瓣成形术,术后 2~3 天超声评估右心室发育、功能指标:三尖瓣瓣环(tricuspid valve,TV)/ 二尖瓣瓣环(mitral valve,MV)、右心室长径(length diameter of right ventricle,RV)/ 左心室长径(length diameter of left ventricle,LV)、肺动脉瓣瓣环(pulmonary valve,PV)/ 主动脉瓣瓣环(aortic valve,AV)、三尖瓣流入时间(duration of tricuspid valve inflow,TVI)/ 全心动周期(cardiac cycle,CC)及三尖瓣反流速度(tricuspid regurgitation,TR)均较术前明显好转,但这是由于右心室减压后血流迅速填充,出现反应性扩张,而并非是由于右心室或 TV 在如此短时间内真正生长。本中心研究数据证实,成功实施 FPV 术治疗的胎儿,术后随访 2 周时 TV/MV、RV/LV、PV/AV、TVI/CC 和 TR 等指标亦明显改善。同时本研究根据 Gómez 评分系统对经 FPV 术治疗的胎儿进行评估,其中≥3 分者为 6 例,这 6 例中有 1 例为术前 Gómez 评分 3 分提示单心室循环结局的胎儿,出生后未予干预治疗,同样实现双心室循环。Tulzer 等研究显示,23 例室间隔完整型肺动脉闭锁或危重型肺动脉瓣狭窄胎儿术前评分≥3 分者 10 例,其中 5 例(50%)胎儿肺动脉瓣成形术后经手术干预实现双心室循环,由此推断成功的 FPV 术干预不但通过减压促进心室反应性扩张,更可能在术后孕期恢复右心室真正的生长发育,提高胎儿产后适应性,改善右心室长期功能。与国外发现相一致的是,国内胎儿肺动脉瓣成形术后随访发现多数胎儿孕后期观察到三尖瓣反流速度再次增快,提示术后肺动脉瓣出现粘连,是影响右心室顺利发育的重要因素。国外学者报道室间隔完整型肺动脉闭锁胎儿肺动脉瓣再闭锁发生率为17.4%，国内未见报道。

本中心所有病例无手术直接死亡；4例胎儿麻醉后出现胎心率偏低（<120次/min），球囊扩张前应用阿托品进行提高心率治疗；5例术后出现心动过缓（胎儿心率<100次/min）持续30秒，给予心房内注射肾上腺素治疗；7例胎儿术后3天出现心动过缓渐加重，伴心包积液不吸收，终止妊娠，其术前Gómez评分为4分，考虑与右心室发育耐受性差有关。因此，不建议选择右心室严重发育不良的胎儿进行干预。本研究所有孕妇均采用静脉吸入复合全身麻醉，胎儿镇静效果稳定，未再予胎儿额外镇静及肌松处理。

右心室形态和三尖瓣瓣环大小是评估右心室发育情况的重要指标，也是双心室循环结局的主要决定因素。根据文献报道，广东团队实施胎儿肺动脉瓣成形术的2例胎儿，1例胎儿出生后行外科B-T分流术，1例新生儿期实施经皮球囊肺动脉瓣成形术获得双心室循环。结合青岛市妇女儿童医院17例胎儿肺动脉瓣成形术临床资料显示胎儿肺动脉瓣成形术后随访2周，胎儿超声心动图监测TV/MV、RV/LV、PV/AV、TVI/CC、TR等指标明显改善，证实该技术可有效促进右心室发育，甚至对于术前预测单心室循环结局的胎儿行肺动脉瓣成形术后实现双心室循环结局的概率也明显增加。现有13例接受肺动脉瓣成形术后的胎儿出生，其中8例出生后早期实施经皮球囊肺动脉瓣成形术联合动脉导管支架置入治疗；4例出生后仅实施经皮球囊肺动脉瓣成形术治疗，实现双心室循环；1例出生后随访近1年生命体征稳定未予手术干预治疗，实现双心室循环。上海团队行胎儿肺动脉瓣成形术的胎儿出生后同样接受经皮球囊肺动脉瓣成形术获得双心室循环。Tulzer团队报道了10例胎儿接受12次胎儿肺动脉瓣成形术，三尖瓣Z评分中位数为-3.13，手术胎龄中位数为27^{+4}周，有8次手术取得了技术成功，无手术或麻醉副作用，大多数病例中术后仍存在三尖瓣反流，并且反流情况后期再次增加，提示肺动脉瓣再狭窄存在。所有胎儿肺动脉瓣成形术成功的患儿均存活，6例双心室循环良好，1例行一个半心室修复，1例仍为单心室。Tworetzky等在6年间为10例胎龄中位数为24周（21~28周）的胎儿在子宫内进行了肺动脉瓣球囊扩张尝试，前4个案例在技术上失败，但最近6个案例在技术上均取得成功。与15例未经产前干预且其中9例在出生后有单心室循环结局的室间隔完整型肺动脉闭锁对照组相比，6例成功干预的对照组中，三尖瓣环和右心室长径从妊娠中期到晚期生长明显。其中5例成功治疗的患者在出生后保持了正常的顺行肺血流，并进行了新生儿右心室流出道扩大术和体-肺动脉分流术，术后经皮血氧饱和度超过90%。奥地利林茨儿童医院的研究小组发表了单一中心23对母胎共进行35次胎儿肺动脉瓣成形术的报道，包括室间隔完整型肺动脉闭锁（n=15）和严重型肺动脉瓣狭窄（n=8）。21/23对母胎获得部分或完全成功的胎儿先天性心脏病介入治疗效果。成功的干预组中，15例（70%）有预期的双心室循环结局，3例为一个半心室循环的结局。

胎儿肺动脉瓣成形术在技术上是一项极具挑战性的手术，因此，接受干预的胎儿的结局取决于一个经验丰富的团队，该团队详知如何分别处理胎儿和孕妇所伴随的困难和并发症。最常见的并发症是胎儿心包积液或严重心动过缓，如果不进行适当的治疗，可能会发生宫内死亡。孕妇的并发症也可能危及胎儿，包括胎膜早破和早产。在青岛市妇女儿童医院接受肺动脉瓣成形术的胎儿经历心动过缓和心包积液的程度相同（50%~80%），由于给予心脏内迅速注射肾上腺素、阿托品,因此迄今为止术中尚无因心动过缓致宫内死亡的病例。发生心包积液时,如发现血流动力学受损,应立即穿刺回抽血液。另一个罕见的并发症是右心室内血栓形成,甚至有可能填充整个右心室腔。手术须中止并待血栓溶解后再视情况干预。为了优化整体结果,分娩后处置应在有经验的心脏团队和新生儿医师专业指导下进行。分娩后,所有接受胎儿肺动脉瓣成形术的室间隔完整型肺动脉闭锁或危重型肺动脉瓣狭窄的新生儿,均应接受前列腺素 E_1 治疗,保持血流动力学初步稳定。

就胎儿肺动脉瓣成形术改善室间隔完整型肺动脉闭锁的自然历史而言,目前的数据似乎是有希望的。接受肺动脉瓣成形术的大多数胎儿最终可以获得双心室循环结局,或者有一个半心室循环结局,从长远来看,这明显好于单心室循环的结局。然而,相当数量的室间隔完整型肺动脉闭锁胎儿可能在没有接受胎儿先天性心脏病介入治疗的情况下也可以进展到双心室循环或一个半心室循环结局。因此,应进一步研究现有的数据,更好地预测单心室循环结局,为胎儿肺动脉瓣成形术选择最佳候选者。另外,胎儿肺动脉瓣成形术是否总是能促进右心室和三尖瓣的生长,还是取决于某些条件,产前右心室生长的机制是什么,是否为增殖与肥大,什么时候是最好的干预时机,早期胎儿肺动脉瓣再狭窄或闭锁的机制是什么,如何避免或治疗,所有这些问题及更多的问题目前还不清楚,需要一个科学的评估。事实上,主要的问题是接受胎儿肺动脉瓣成形术的病例数量少,技术缺乏标准化。在目前的发展阶段,也许少数几个开展该技术的医疗中心联合进行随机对照试验是最好的方法。

(罗　刚　泮思林)

参 考 文 献

[1] GELLIS L. The boundaries of fetal cardiac intervention: Expand or tighten?[J]. Semin Fetal Neonatal Med, 2017, 22(6): 399-403.

[2] DAUBENEY P E, SHARLAND G K, COOK A C, et al. Pulmonary atresia with intact ventricular septum: impact of fetal echocardiography on incidence at birth and postnatal outcome. UK and Eire Collaborative Study of Pulmonary Atresia with Intact Ventricular Septum[J]. Circulation, 1998, 98(6): 562-566.

[3] TULZER G, ARZT W, FRANKLIN R C, et al. Fetal pulmonary valvuloplasty for critical pulmonary stenosis or atresia with intact septum[J]. Lancet, 2002, 360(9345): 1567-1568.

[4] GARDINER H, BELMAR C, TULZER G, et al. Morphologic and functional predictors of eventual circulation in the fetus with pulmonary atresia or critical pulmonary stenosis with intact septum[J]. J Am Coll Cardiol, 2008, 51(13): 1299-1308.

[5] TULZER A, ARZT W, GITTER R, et al. Immediate effects and outcome of in-utero pulmonary valvuloplasty in fetuses with pulmonary atresia with intact ventricular septum or critical pulmonary stenosis[J]. Ultrasound Obstet Gynecol, 2018, 52(2): 230-237.

[6] MOON-GRADY A J, MORRIS S A, BELFORT M, et al. A Worldwide Collaborative Description and Preliminary Outcomes[J]. J Am Coll Cardiol, 2015, 66(4): 388-399.

[7] TULZER G, BUTERA G. Fetal and hybrid procedures in congenital heart diseases[M]. Switzerland: Springer International Publishing, 2016: 84-92.

[8] GOMEZ MONTES E, HERRAIZ I, MENDOZA A, et al. Fetal intervention in right outflow tract obstructive disease: selection of candidates and results[J]. Cardiol Res Pract, 2012, 2012: 592403.

[9] SCHIDLOW D N, TWORETZKY W, WILKINS-HAUG L E. Percutaneous fetal cardiac interventions for structural heart disease[J]. Am J Perinatol, 2014, 31(7): 629-636.

[10] YUAN S M. Fetal cardiac interventions: an update of therapeutic options[J]. Rev Bras Cir Cardiovasc, 2014, 29(3): 388-395.

[11] VAN AERSCHOT I, ROSENBLATT J, BOUDJEMLINE Y. Fetal cardiac interventions: myths and facts[J]. Arch Cardiovasc Dis, 2012, 105(6-7): 366-372.

[12] GARDINER H M. Progression of fetal heart disease and rationale for fetal intracardiac interventions[J]. Semin Fetal Neonatal Med, 2005, 10(6): 578-585.

[13] SHINEBOURNE E A, RIGBY M L, CARVALHO J S. Pulmonary atresia with intact ventricular septum: from fetus to adult[J]. Heart, 2008, 94(10): 1350-1357.

[14] SHARLAND G K, TYNAN M, QURESHI S A. Prenatal detection and progression of right coronary artery to right ventricle fistula[J]. Heart, 1996, 76(1): 79-81.

[15] SALVIN J W, MCELHINNEY D B, COLAN S D, et al. Fetal tricuspid valve size and growth as predictors of outcome in pulmonary atresia with intact ventricular septum[J]. Pediatrics, 2006, 118(2): e415-e420.

[16] MAENO Y V, BOUTIN C, HOMBERGER L K, et al. Prenatal diagnosis of right ventricular outflow tract obstruction with intact ventricular septum, and detection of ventriculocoronary connections[J]. Heart, 1999, 81(6): 661-668.

[17] GIGLIA T M, MANDELL V S, CONNOR A R, et al. Diagnosis and management of right ventricle-dependent coronary circulation in pulmonary atresia with intact ventricular septum[J]. Circulation, 1992, 86(5): 1516-1528.

[18] CALDER A L, CO E E, SAGE M D, et al. Prenatal diagnosis of multiple ventriculocoronary connections in pulmonary atresia with an intact ventricular septum: a case report[J]. J Obstet Gynaecol Res, 2015, 41(8): 1278-1281.

[19] MALLULA K, VAUGHN G, EL-SAID H, et al. Comparison of ductal stenting versus surgical shunts for palliation of patients with pulmonary atresia and intact ventricular septum[J]. Catheter Cardiovasc Interv, 2015, 85(7): 1196-1202.

[20] TULZER G, GARDINER H. Cardiac Interventions in the fetus: potential for right-sided lesions[J]. Prog Pediatr Cardiol, 2006, 22(1): 79-83.

[21] ARZT W, TULZER G. Fetal surgery for cardiac lesions[J]. Prenat Diagn, 2011, 31(7): 695-698.

[22] WOHLMUTH C, TULZER G, ARZT W, et al. Maternal aspects of fetal cardiac intervention[J]. Ultrasound Obstet Gynecol, 2014, 44(5): 532-537.

[23] ROMAN K S, FOURON J C, NII M, et al. Determinants of outcome in fetal pulmonary valve stenosis or atresia with intact ventricular septum[J]. Am J Cardiol, 2007, 99(5): 699-703.

[24] TWORETZKY W, MCELHINNEY D B, MARX G R, et al. In utero valvuloplasty for pulmonary atresia with hypoplastic right ventricle: techniques and outcomes[J]. Pediatrics, 2009, 124(3): e510-e518.

[25] POLAT T, DANISMAN N. Pulmonary valvulotomy in a fetus with pulmonary atresia with intact ventricular septum: first experience in Turkey[J]. Images Paediatr Cardiol. 2012, 14(3): 6-11.

[26] 庞程程, 潘微, 张智伟, 等. 室间隔完整的严重肺动脉瓣狭窄或闭锁胎儿先天性心脏病介入治疗二例 [J]. 中华儿科杂志, 2018, 56(6): 445-450.

[27] XING Q S, SUN Y, LUO G, et al. Intrauterine Intervention of Pulmonary Atresia at 26 Gestational Week[J]. Chin Med J(Engl), 2018, 131(23): 2880-2881.

[28] 孙路明, 孟梦, 吴凤钰, 等. 胎儿肺动脉瓣球囊成形术成功一例 [J]. 中华妇产科杂志, 2019, 54(2): 123-124.

第八章

胎儿严重主动脉瓣狭窄伴左心发育不良综合征介入治疗

先天性主动脉瓣狭窄伴左心发育不良综合征占先天性心血管畸形的1.3%,发育不良的升主动脉和主动脉弓的血液来自动脉导管逆向灌注,这也是胎儿冠状动脉唯一的血供来源。患有该疾病的胎儿往往宫内耐受良好,但出生后动脉导管闭合出现全身血液低灌注和重度酸中毒,预后极差。与成人一样,胎儿主动脉瓣疾病的病理学可表现在瓣膜、瓣下或瓣上。胎儿主动脉瓣上狭窄非常罕见,而瓣下狭窄更常见于复杂的先天性缺陷,如圆锥动脉干畸形或主动脉瓣下圆锥,最常见的胎儿主动脉瓣疾病表现为瓣膜狭窄或瓣膜闭锁。

第一节　疾病自然病程

一、胎儿主动脉瓣病变解剖

先天性主动脉瓣狭窄是一种非常罕见的先天性左心梗阻,发生率为0.2~0.5/1 000,占所有先天性心脏病的4%~5%,男性多于女性,男女比例约为4:1。瓣膜形态学特征多为两叶瓣畸形,三叶瓣、单叶瓣和四叶瓣很少见。各类型主动脉狭窄的共同解剖特点为瓣口狭小,瓣膜增厚,左心室向心性肥厚及升主动脉狭窄后扩张。

与危重型肺动脉瓣狭窄一样,严重狭窄的主动脉瓣膜可完全闭锁,妊娠期血流和压力对心脏进行重塑,可导致以左心室和主动脉弓发育不良为特征的左心发育不良综合征。伴二尖瓣关闭不全的左心发育不良综合征表现为不同程度的左心室重构:妊娠中期,二尖瓣功能不全表现为左心室发育不良或扩张;妊娠后期,严重主动脉瓣狭窄,左心室可相对正常。在某些情况下,左心室的大小在整个妊娠期保持不变。

正常的主动脉瓣由三个半月形状的瓣膜组成,称为半月瓣。三个瓣膜的游离缘互相对合,均匀对称,瓣膜关闭时互相重叠。主动脉瓣两叶畸形是主动脉瓣畸形最常见的类型,约占70%,其两个瓣叶大小并不对称,左瓣常大于右瓣,瓣膜常增厚,瓣膜游离缘形成褶皱,造成主动脉瓣狭窄。两个瓣膜的交界融合形成鱼嘴状的瓣口,常偏向一侧,血流的快速冲击使得瓣膜增厚、纤维化、黏液样变性。胎儿主动脉瓣狭窄则多由瓣膜融合所致,失去正常的启闭功能,甚至近似闭锁,造成不同程度的射血受阻。约30%的主动脉瓣狭窄为三叶瓣畸形,三个瓣膜也表现为增厚,大小常不均等。三个瓣叶因发育不良而融合、粘连,使瓣膜不能正常开放造成狭窄。单叶瓣膜常有一个偏心的狭小孔隙或无法识别的中缝,该类型与多叶瓣一样罕见。

心内膜纤维化通常与严重的主动脉瓣狭窄有关,可以是局灶性的,累及乳头肌或室间隔,甚至扩散至整个心室腔。左心室流出道梗阻,左心房高压可致肺静脉严重扩张和血流改变,肺静脉淋巴管扩张和动脉化改变。如果伴有二尖瓣关闭不全,可致左心室扩张,心室壁肌肉变薄。

胎儿主动脉瓣狭窄左心腔血流减少,左心室发育不良的程度往往取决于梗阻的时间。梗阻发生的越早,发育不良的程度就越严重。妊娠中晚期诊断的主动脉瓣狭窄也存在疾病进展的可能性。严重主动脉瓣狭窄并最终出现双心室循环结局的新生儿,其产前诊断率很低,这可能是由于妊娠晚期才出现明显的主动脉瓣狭窄所致。然而,并非所有主动脉瓣狭窄病例都会进展,有些胎儿在整个妊娠期间都保持轻至中度狭窄。一部分胎儿最终会发展为左心发育不良综合征,胎儿右心室继续正常生长,最终形成心尖部,左心室不能维持出生后双心室循环。研究显示,89 例产前诊断为主动脉瓣狭窄的胎儿,5% 选择终止妊娠,继续妊娠者 4% 宫内自然死亡,56% 在新生儿期死亡,4% 在婴儿期死亡,最后一次随访存活率为 33%。

二、胎儿产后处置和结局

儿童先天性主动脉瓣病变是一类复杂的心脏病,病因多样,儿童期手术选择具有不确定性和多样性。主动脉瓣狭窄可造成左心室流出道梗阻,左心室顺应性下降,容积变小,心排血量减少,最终发生心功能衰竭。婴幼儿若狭窄程度不严重,一般无需早期处理。有临床症状、狭窄程度严重的患儿则需尽早手术解除左心室梗阻,缓解症状,避免患儿早期死亡。婴儿严重主动脉瓣狭窄是所有临床医师面临的共同挑战,不论采用何种手术方法,治疗风险都很高。即使患儿出生后存活,远期也面临再次或多次手术治疗的难题。根据不同患儿的特殊情况,以及每位外科医师对该类疾病的认知程度,往往采取个体化手术方式,主动脉瓣瓣膜成形术、主动脉瓣切开术和主动脉瓣置换术都是可供选择的方案。

主动脉瓣狭窄治疗的最终目标是使梗阻得到充分缓解,而且尽量减少反流的发生。球囊主动脉瓣成形术(balloon aortic valvuloplasty, BAV)和主动脉瓣切开术(surgical aortic valvotomy, SAV)是目前广泛应用的两种治疗措施,但何者为主动脉瓣狭窄的首选干预措施仍存在争议。2014 年,Prijic 等报道了 39 例球囊主动脉瓣成形术和 23 例主动脉瓣切开术的长期随访结果:10 年免再干预率,主动脉瓣切开术为 71%、球囊主动脉瓣成形术为 61%;20 年免再干预率,主动脉瓣切开术为 42%、球囊主动脉瓣成形术为 23%。这些结果表明,主动脉瓣狭窄终生伴随再干预风险,但从长期随访结果来看,主动脉瓣切开术再干预率更低、疗效更好。针对不同年龄段的患者,球囊主动脉瓣成形术和主动脉瓣切开术的效果也有差异。2015 年,Soulatges 等分析了 93 例(年龄 1 天至 18 岁)接受球囊主动脉瓣成形术的患者,平均随访 11.4 年,长期生存率为 88.2%,免再干预率为 58%(新生儿为 54%,婴儿为 65.6%),免再次外科手术率为 66.0%(新生儿为 58.5%,婴儿为 75.8%)。Fougeres 等随访了 107 例未接受手术治疗的严重主动脉瓣狭窄患者,发现"假性"严重主动脉瓣狭窄组的预后明显优于两组"真性"严重主动脉瓣狭窄伴或不伴左心室功能衰竭的患者。三组患者的 5 年死亡率分别为（43±11）%、（91±6）% 及 100%（$P<0.001$），提示此类患者的治疗策略应有别于"真性"主动脉瓣重度狭窄患者。

儿童主动脉瓣病变，病因机制复杂，且外科手术治疗技术发展相对较慢。自 1967 年 Ross 手术成功以来，随着手术等各方面技术水平的提高，儿童主动脉瓣手术才逐渐发展。儿童主动脉瓣病变治疗方案的选择，主要根据病种情况，应用个体化治疗。对于主动脉瓣狭窄伴主动脉瓣反流的患儿采取 Ross 手术，虽然手术过程及围手术期管理比较复杂、风险高，但是优势明显，自体肺动脉瓣移植置换主动脉瓣后无需抗凝血、瓣膜耐用且具有生长潜能，尤其适用于婴幼儿。随着现代外科技术的发展，单纯合并左心功能不全的重度主动脉瓣狭窄已不再是外科主动脉瓣膜置换术（surgical aortic valve replacement, SAVR）的禁忌证。Chukwuemeka 等的回顾性研究表明，132 例左心室射血分数 <40% 的接受外科主动脉瓣膜置换术的患者（45% 为重度主动脉瓣狭窄，其余为主动脉瓣关闭不全），围手术期死亡率仅为 2.3%，1 年、5 年、10 年的生存率分别为 96%、79% 和 55%，表明左心功能不全是 SAVR 预后的独立危险因素，是评估患者 SAVR 风险的重要指标。多数中至重度的先天性主动脉瓣狭窄患者的瓣膜狭窄程度并不会随着时间推移而进展，但是出现左心室肥厚的患者有病情快速进展的风险，因此需要更严密的监测。

左心发育不良综合征是一种少见而复杂的重症先天性心血管畸形，该综合征是以主动脉瓣、二尖瓣重度狭窄或闭锁、升主动脉、左心室发育不良为共同特点的心脏畸形，由 Noonan 和 Nadas 在 1958 年首先确立，占先天性心血管畸形的 1.4% 左右。1983 年，Norwood 报道了第一例左心发育不良综合征姑息手术，患儿术后 16 个月成功接受了 Fontan 手术，该姑息手术后被称为 Norwood 术，手术病死率高。Karamlou 等统计了 1988—2005 年美国 3 286 例左心发育不良综合征患儿的治疗措施，治疗方式由最初的保守治疗逐渐向外科手术过渡，1997 年后，Norwood 手术病死率基本保持在 25%～30%，并逐步替代心脏移植，成为左心发育不良综合征的主要治疗方法。

左心发育不良综合征术前管理重点主要为保持动脉导管的持续开放和保持良好的体 - 肺循环血流比，积极完善术前准备，尽早手术。1980 年开始，Norwood 及其同事相继报道了使用姑息手术治疗左心发育不良综合征的成功方法，为左心发育不良综合征的治疗开创了崭新的局面。近 30 年来，Norwood 手术在技术上得到不断改进。经典的左心发育不良综合征外科治疗分为三期姑息手术。左心发育不良综合征无法进行双心室修复，分期重建的最终目的是完成 Fontan 类右心旁路手术，通过单心室修复，建立独立的体循环和肺循环。

Norwood Ⅰ期手术通常在确诊后 12～24 小时进行。Ashburn 等报道 29 个中心联合对 1994—2000 年共 710 例行Ⅰ期 Norwood 手术的新生儿的前瞻性研究，结果为 1 个月、1 年、5 年生存率分别为 72%、60%、54%，最终仅有 28% 的患儿接受 Fontan 手术。Nilsson 等利用危险度回归模型分析影响 Norwood 术后病死率的主要因素，发现患儿体重和心脏停跳时间是手术独立的危险因素。我国与欧美国家相比，左心发育不良综合征的发病率较低，同时产前筛查确诊率高，产后治疗手术费用昂贵，家属多会选择终止妊娠。即使产前未发现，产后也多会因各种因素放弃治疗。因此，Norwood 术在我国实施的较晚。2007 年广东省人民医院最先在国内报道成功进行Ⅰ期 Norwood 手术案例。关于手术时机的选择，目前国际上普遍的观点为尽早手术。首先，左心发育不良综合征为导管依赖型心脏病，随着动脉导管的自然关闭，体循环会明显缺血，患儿将迅速死亡。其次，即使动脉导管未关闭，患儿可长期存活，但由于肺动脉粗大，体循环和肺循环血流比失衡，脑供血不足，导致患儿远期将出现明显的脑发育落后和白质损伤。

Ⅱ期手术通常在第Ⅰ期 Norwood 术后 6 至 12 个月进行。Ⅱ期手术过程为解除体 - 肺动脉分流，减轻右心室负荷；连接上腔静脉与肺动脉，手术方式为施行双向腔肺吻合术（双向格林手术）。

Ⅲ期手术即 Fontan 手术，即心房内隧道全腔肺动脉连接术，约在Ⅱ期术后的 1 年进行，一般患儿年龄在 18 个月左右。此期手术有两个目的：①进一步减轻右心室的容量负荷，改善右心室作为体循环心室的功能；②体循环静脉血全部进入肺循环，肺血增加，基本消除紫绀。

体 - 肺动脉分流的方式：经典的体 - 肺动脉分流，不论是主动脉弓 - 肺动脉之间的中心性分流，还是改良 B-T 分流术，均可导致体循环舒张压降低，与冠状动脉形成竞争性血流"窃血"，造成冠状动脉供血不足，引起术后血流动力学不稳定，尤以升主动脉或主动脉弓与肺动脉间行分流术时明显。因此，有学者开始寻求其他的分流途径。国外多个中心通过临床观察发现，与改良 B-T 分流术相比，Sano 分流术即姑息性右心室肺动脉连接，能有效地控制肺血流量，避免肺血过多、肺血管阻力升高、动脉舒张压升高及冠状动脉灌流量增加，从而提供更加稳定的术后血流动力学并使早期存活率提高，尤其对低体重儿有利。尽管肺血管的发育可能较改良 B-T 分流术差，但 Sano 分流术后的肺血管阻力维持理想，更有利于日后施行双向格林手术和 Fontan 手术。

Edwards 等对分别运用改良 B-T 分流术和 Sano 分流术的两组 Norwood 手术患儿进行比较，发现改良 B-T 组术后舒张压低于 Sano 组，但两组间平均动脉压、肺血流量的指标（PaO_2、$PaCO_2$、PaO_2/FiO_2）、体循环血流量指标（乳酸、耗氧率）、肺体血流比均无明显差异。两组患儿术后第 5 天肾功能、肝功能也无明显差异，说明两种分流方法短期效果差异并不明显。因此，无论哪种分流方法，均有自身的优点和不足，Norwood 手术中究竟哪种分流方法最佳，目前仍无定论。不管选择哪种体 - 肺动脉分流方式，都应该能够提供足够的肺血流，维持右心室低负荷，直至患儿适宜进行 Fontan 手术。

除常规 Norwood 手术外，内外科镶嵌治疗也是治疗左心发育不良综合征的一种手段。其方法是内科经皮置入动脉导管支架，外科行双侧肺动脉环扎术。与 Norwood 手术相比，镶嵌治疗无需体外循环，手术时间亦较短。Schranz 等报道了 15 年来（1998—2013 年）行镶嵌治疗的手术效果，1 年生存率在 80% 以上，5 年生存率为 77%。术后管理的关键仍是维持合适的体 - 肺循环血流比。

当代儿童心脏外科发生了突飞猛进的发展，但左心发育不良综合征就其病变程度来说，仍是较为危急的一种先天性心脏病。分期手术仍是治疗左心发育不良综合征的标准方法，维持体 - 肺循环的动态平衡是患儿存活的关键。国外发达国家在这方面开展较早且已积累了不少的成功经验，国内受婴幼儿围产期诊断和处理水平、家庭经济条件和社会观念等因素限制，目前对左心发育不良综合征的分期手术尚缺乏规模性治疗和经验。

第二节　胎儿超声心动图诊断和评估

一、胎儿超声心动图评估

主动脉瓣狭窄指的是由左心室出口至主动脉起始部间发生狭窄。根据狭窄部位的不同分为：主动脉瓣瓣膜狭窄、主动脉瓣下狭窄和主动脉瓣上狭窄，其中主动脉瓣瓣膜狭窄是产前诊断最常见的类型之一，约占主动脉瓣狭窄的 75%。胎儿主动脉瓣狭窄病变的严重程度不一，是在宫内呈进行性发展的先天性心脏病，随着胎龄增大、血流灌注量的下降，妊娠中期呈严重主动脉瓣狭窄，至妊娠晚期可进展成为左心发育不良综合征。

（一）主动脉瓣狭窄的病理生理学变化

主动脉瓣狭窄导致左心室流出道梗阻，左心室阻力负荷增加，左心室收缩压升高，出现心室向心性肥厚。随着妊娠的进展，胎儿心功能需求不断增加，冠状动脉血流量与肥厚的心肌代谢需氧量发生失代偿。此时肥厚的心肌细胞停止继续增长，心内膜纤维增生、心内膜下心肌缺血，部分病例伴发二尖瓣关闭不全，左心室容量负荷增加，左心室扩大，后期进展可出现左心功能不全、左心发育不良。这也很好地解释了为什么主动脉瓣狭窄的胎儿早期会出现左心室增大（代偿性作用），随后心内膜弹力纤维增生（心室舒张期末压力增高，功能失代偿），进展为左心功能不全，甚至左心发育不良（左心室废用性萎缩，右心室功能代偿）。

胎儿严重主动脉瓣狭窄包括四种不同的病理生理学表现：①早期左心室发育不全，左心室容积明显缩小；②左心室扩张伴心内膜纤维化和心肌功能障碍；③左心室功能不全伴胎儿水肿；④伴二尖瓣严重反流和左心房扩大。在胎儿左心室流出道梗阻（主动脉结扎）的研究中，发现胎心的反应不同，有些仅左心室扩张，有些随着妊娠进展而变为左心室发育不良，无心内膜纤维破裂发生。左心室壁乳头肌回声增强常见于危重病例，严重主动脉瓣狭窄伴严重反流、左心功能不全、卵圆孔受限或完整的房间隔及二尖瓣异常，是一种罕见的情况，常导致右心室受压、心排血量降低和胎儿水肿，提示预后差。

（二）轻-中度主动脉瓣狭窄的超声表现

1. 二维超声心动图　①四腔心切面：大部分轻度主动脉瓣狭窄病例四腔心切面正常，产前诊断困难；②五腔心切面：主动脉瓣叶增厚，瓣尖呈穹顶状，收缩期瓣叶开放受限，收缩期和舒张期均可见主动脉瓣回声。主动脉内径正常，有时伴有升主动脉狭窄后扩张。

2. 彩色多普勒超声　正常胎儿主动脉瓣的多普勒血流速度随妊娠进展而改变。胎龄 14 周时的峰值速度约为 30~40cm/s，足月时增至 1.0~1.2m/s。主动脉瓣的峰值流速通常略高于肺动脉。轻度主动脉瓣狭窄，彩色多普勒血流显像示主动脉瓣湍流信号，脉冲多普勒（pulsed wave doppler，PW）显示收缩期峰值流速大于 1.5m/s。左心室收缩功能正常的胎儿，主动脉峰值流速与狭窄程度成正比。此外，主动脉瓣狭窄的血流速度增加应该表现为湍流，如果通过主动脉瓣的血流速度增加并表现为层流时，应高度怀疑胎儿贫血或由于动静脉畸形等引起左心室排血量异常增加进而导致血流速度增快。

由于胎儿心脏体积小，因此半月瓣形态及数目往往显示不清，单纯性两叶主动脉瓣的产前诊断较困难。大动脉短轴切面是显示主动脉瓣叶的最佳切面,而且随着胎龄的增大,主动脉瓣的显示更为清晰。两叶瓣畸形的产前超声诊断线索包括:升主动脉轻度扩张;主动脉瓣回声轻度增强;收缩晚期仍可见主动脉瓣;彩色多普勒血流显像示升主动脉流速增快达到正常高限。出现以上可疑征象,则需应用高频探头重点观察大动脉短轴切面,注意主动脉瓣叶数目、形态等,并动态追踪观察瓣膜的形态变化。部分两叶瓣畸形在妊娠中期筛查可能显示为正常,直至妊娠晚期或产后超声检查才有异常声像图表现。

(三)严重主动脉瓣狭窄伴左心发育不良综合征的超声诊断

1. 二维超声心动图 ①四腔心切面:左心室扩张,收缩功能降低,但心尖部仍由左心室构成,伴二尖瓣重度反流时则引起左心房增大。若左心室壁回声增强,提示胎儿期即出现心内膜弹力纤维增生症(图8-1)。②五腔心切面:主动脉瓣环处狭窄,主动脉瓣叶增厚,回声增强,瓣叶活动度减低。严重主动脉瓣狭窄时,主动脉瓣增厚呈团块状,心脏收缩期和舒张期持续显现,可见升主动脉狭窄后扩张。③三血管 - 气管切面:主动脉和肺动脉内径比例失常,主动脉横弓部可呈管状发育不良,肺动脉代偿性扩张。

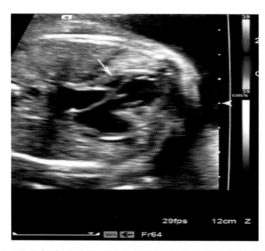

图 8-1 胎儿超声心动图四腔心切面示左心室腔狭小伴心室肥厚

2. 彩色及频谱多普勒 ①四腔心切面:彩色多普勒血流显像示舒张期二尖瓣口血流充盈减少,收缩期二尖瓣可见重度反流。卵圆孔右向左分流减少,严重者卵圆孔左向右分流或呈高度限制性房间隔,提示左心室功能发育不良。多普勒频谱检查:舒张期频谱异常,呈单峰,测量二尖瓣收缩期最大反流压差,当二尖瓣最大反流压差≥20mmHg,则定义为左心室高压。②五腔心切面:彩色多普勒血流显像示主动脉瓣狭窄的前向血流呈湍流。频谱多普勒主动脉瓣峰值流速增高(>200cm/s)。当主动脉瓣收缩期峰值流速减低或主动脉瓣反流提示左心功能障碍。在胎儿期,由于卵圆孔、动脉导管的开放使血流重新分布,因此,胎儿主动脉瓣狭窄脉冲多普勒可能表现为主动脉瓣口流速增加、正常甚至减低。③三血管 - 气管切面:彩色多普勒血流显像示收缩期主动脉横弓部前向血流,收缩晚期和舒张期可见动脉导管逆灌入主动脉的反向血流。

（四）妊娠中期主动脉瓣狭窄发展为左心发育不良综合征的超声特点

胎儿主动脉瓣狭窄的程度与预后密切相关，早期及时预测左心发育不良综合征非常重要，主要有以下几个指标：①胎儿主动脉横弓部多普勒超声检测出现反向血流或肺静脉血流频谱出现双向血流；②出现卵圆孔左向右分流或卵圆孔活动受限；③二尖瓣前向血流频谱呈单相；④左心室功能明显受损。

最近有研究表明，进展为左心发育不良综合征胎儿的主动脉弓均有逆向血流，88%的胎儿卵圆孔有左向右分流，91%的胎儿有单相二尖瓣血流，94%的胎儿有明显的左心功能障碍。上述征象中如有两个或多个在妊娠早期出现，94%的可能为单心室循环结局。

（五）术后超声评估

胎儿主动脉瓣成形术的目的是增加左心室的血流量，促进左心系统的发育，产后建立起双心室的循环功能，因此主动脉瓣成形术后需要重点监测左心室发育和功能。

术后监测参数：①反映左心室发育的指标：左心室长轴 Z 评分、左心室短轴 Z 评分、二尖瓣环 Z 评分、主动脉瓣环 Z 评分、升主动脉 Z 评分；②反映左心功能的指标：二尖瓣反流最大压差，主动脉瓣前向最大流速或跨瓣压差，卵圆孔血流方向。此外，还需重点观察胎儿有无水肿、心包积液、胸腔积液和心律失常等并发症。

二、适应证

超声心动图显示主动脉瓣增厚，无明显启闭，彩色多普勒血流显像示前向血流紊乱，从而确定存在主动脉瓣狭窄。妊娠中期出现中 - 重度主动脉瓣狭窄、主动脉瓣收缩期峰值流速减低或主动脉瓣反流提示左心室功能障碍。若主动脉弓横部血流出现逆转和单相二尖瓣血流，可能进展为左心发育不良综合征，常伴有巨大左心房、重度二尖瓣反流和胎儿水肿。胎儿主动脉瓣成形术应在 30 周胎龄以前进行，最佳候选者是左心室射血分数较低和左心室较小的胎儿。左心室舒张末期内径 Z 评分在 -2 和 -3 之间的胎儿，手术可能避免左心室发育不全，改善左心室功能。

主动脉瓣狭窄伴左心发育不良综合征的胎儿行主动脉瓣成形术的适应证选择标准如下。

1. 左心室腔明显狭小、心肌肥厚和心内膜回声增强。

2. 左心室生长停滞，二尖瓣发育不良。

3. 多普勒超声见二尖瓣单相血流，主动脉弓横向逆流，跨卵圆孔血液反向分流。左心发育不良阈值评分法：左心室长轴内径 Z 评分 >0；左心室短轴内径 Z 评分 >0；主动脉瓣瓣环 Z 评分 >-3.5；三尖瓣瓣环 Z 评分 >-2；跨二尖瓣或主动脉瓣血流压差≥20mmHg。符合上述任何一项可作为手术参考指标。

4. 对于左心室压力 >46mmHg，升主动脉 Z 评分较大和二尖瓣流入时间较长者，出生后左心室功能恢复可能性较高。

三、禁忌证

胎儿主动脉瓣成形术的禁忌证与第七章第二节中提到的手术禁忌证类似。孕妇存在麻醉禁忌证者、胎儿存在其他心脏严重畸形或心外严重畸形、遗传学筛查证实存在遗传综合征和双胎、多胎妊娠，严禁执行该手术。胎儿主动脉瓣成形术主张尽早进行，多选择在妊娠 20～26 周进行，而妊娠 30～34 周被视为避免胎儿流产的"抢救"治疗，应慎重决定。资料显示，胎儿如存在严重二尖瓣反流和巨大左心房，无论产前或产后进行何种手术干预，预后都很差，可视为手术禁忌。上述左心发育不良平均阈值评分≥4 分时，出生后双心室矫治的敏感性为 100%，阴性预测值为 100%，特异性为 53%，阳性预测值为 38%，此类患儿出生后左心室恢复到支持体循环的机会很小，实施胎儿主动脉瓣成形术干预可能徒劳。

第三节 胎儿主动脉瓣成形术

一、胎儿位置

胎儿的位置是决定胎儿主动脉瓣成形术是否成功的前提。胎儿主动脉瓣成形术的胎儿位置要求与胎儿肺动脉瓣成形术相同，如胎儿脊柱靠近孕妇腹壁，手术是无法实施的，最佳胎位为左心室心尖朝向孕妇腹壁，胎儿脊柱位于 5 点到 7 点方向之间。术前借助超声清楚定位腹壁穿刺点位置，即主动脉瓣、左心室流出道连线延长线在腹部的交点。

二、人员配备

手术在手术室进行，手术室配置与胎儿肺动脉瓣成形术相同。治疗小组由麻醉医师、围产医师、胎儿心脏医师、护理人员组成，成员相对固定。

三、术前准备

1. 孕妇准备 术前签署知情同意书，超声检查明确胎儿的位置处于最佳，立即开始麻醉，确认孕妇和胎儿均被有效麻醉后，开始手术。孕妇体位固定、腹部消毒和手术器材准备。通过超声评估胎儿体重，准备急救药物（肾上腺素、阿托品）。

2. 超声设备准备 使用配备多普勒和彩色多普勒的标准曲线阵列扫描仪进行成像。键盘和探头覆盖无菌包膜。操作过程连续记录在超声扫描仪上。

3. 导管和针刺设备准备 选择 18G 或 19G 穿刺针，应用 0.014in 导丝和 2.5～4.0mm 单轨冠状动脉球囊导管。将球囊导管预先装入微导丝插入，穿刺并取出套管针后将导丝和导管一起送入穿刺针。术前在导管和导线上进行测量和标记，以便通过外部测量而不仅仅依靠超声成像来明确其在胎儿心脏内的位置。

四、手术操作

1. 穿刺 穿刺针的方向必须从一开始就准确定位，穿刺过程中超声医师和围产医师之间的配合操作至关重要。有时这一操作需由同一个人完成。部分患者需要穿过胎盘或经肋下经肝穿刺到达目的位置。针尖经心尖直指狭窄的主动脉瓣。取出针芯后，可以看到针毂处出现血流。然后经穿刺针推进导管系统，直至导管标记到达主动脉瓣。

2. 确定针头位置 超声探查确保穿刺针位于胎儿左心室腔内。超声难以判断时，可缓慢取出套管针芯,如果血液通过针头流出即可确认。

3. 瓣膜穿孔 超声引导下,向前推进导丝,确认升主动脉内见到导丝。球囊导管即可沿导丝送入,横跨主动脉瓣膜(图8-2)。

4. 球囊扩张 球囊导管定位主要基于外部标测和超声成像。利用现有器材通过18G/19G的穿刺针送入2.5~3.5mm的球囊,球囊上连接压力计,以2~3个标准大气压扩张球囊2~3次。

5. 设备回撤 扩张后的球囊切忌不要再回收至穿刺针内,避免球囊从导管轴上剪断,遗留在胎儿体内。导管系统(穿刺针、球囊、导丝)作为一个整体通过胎儿心脏壁,从胎儿和孕妇体中抽出。手术技术成功的标志为术后彩色多普勒超声提示主动脉瓣前向射流束增多或出现新的主动脉瓣反流。

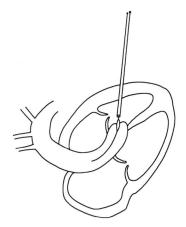

图8-2 胎儿主动脉瓣成形术:球囊横跨主动脉瓣膜

6. 术后评估 术后立即密切观察有无心包积液、心功能不全和胎心过缓等并发症。术后24~48小时观察有无早产或胎儿心律失常;观察是否有胎膜早破或羊膜感染的迹象。若孕妇及胎儿无明显异常,可在术后3天评估胎儿超声后出院,每2周随访一次,评价血流动力学变化。建议行胎儿主动脉瓣成形术后的孕妇均在本中心分娩,选择性剖宫产有助于避免胎儿窒息、误吸羊水,以及更好地规划下一步治疗方案。

第四节　胎儿主动脉瓣成形术国内外经验

20世纪90年代初,随着胎儿先天性心脏病超声心动图诊断技术的发展,我们可以准确地进行产前诊断,更好地了解先天性心脏病在宫内的自然病程。Allan博士在英国成功施行第一例胎儿主动脉瓣成形术,创造了胎儿先天性心脏病介入治疗这一新的学科。早期儿科心脏病学界出于对其有效性和伦理道德的关注,抵制此类产前干预。21世纪初,Tworetzky博士领导的波士顿团队在此领域推进一项强有力的临床干预计划,发表了大量关于胎儿心脏手术的良好数据,有效地推动了胎儿先天性心脏病介入治疗在严重主动脉瓣狭窄伴左心发育不良综合征、室间隔完整型肺动脉闭锁伴右心发育不良综合征及房间隔完整或限制性房间隔缺损的左心发育不良综合征胎儿中的应用。

胎儿主动脉瓣成形术是最常见的胎儿先天性心脏病介入治疗手术,主要目的是改变胎儿以左心室生长停止为特征的严重主动脉瓣狭窄的宫内自然病程。胎儿主动脉瓣狭窄可孤立存在,为二尖瓣及左心室心肌病变相关的显性病变。该疾病严重程度差异明显,部分胎儿病变较轻只需在新生儿期行经皮主动脉瓣球囊成形术即可根治,部分胎儿疾病进展迅速,出生时即表现为重度左心发育不良。临床上任何胎龄均可发生主动脉瓣狭窄,发生越早,尤其是妊娠早期或中期即为中至重度主动脉瓣狭窄,越有可能进展为左心发育不良综合征。部分妊娠早期和中期主动脉瓣狭窄较轻的胎儿,可在妊娠晚期进展加重,但无宫内继续发育时机,左心室功能评估较理想,则无需胎儿期干预。并非所有左心发育不良综合征胎儿均由主动脉瓣狭窄诱发,部分胎儿是由于左心室心肌本身发育异常所致。而胎儿主动脉瓣成形术只限于治疗以主动脉瓣狭窄占主导优势的左心发育不良综合征。

行胎儿主动脉瓣成形术时需评价两个重要问题。首先,心脏缺陷单独存在是否会在出生时发展为左心发育不良综合征;其次,技术上成功的胎儿主动脉瓣成形术,是否可以挽救左心室,出生后获得良好的双心室循环结局。解决这两个问题时,需考虑围产期主动脉瓣狭窄的自然病史,主动脉瓣狭窄对心脏结构的影响是进展性的。在极端严重的情况下,预测自然病史和可能的产后结局常常准确。但也必须承认,预测自然病史的数据有限,这也是胎儿主动脉瓣成形术的挑战所在。对单个胎儿做出错误决定的后果可能使心脏病变进展过快的胎儿进行胎儿主动脉瓣成形术却又无法达到预期结果,并使胎儿经历不必要的风险;同样,我们也不希望对一个病情轻到足以在产后治疗中取得足够疗效的胎儿进行胎儿主动脉瓣成形术;当然也可能对于评估为不会进展为左心发育不良综合征的胎儿未行胎儿主动脉瓣成形术,却最终发展为左心发育不良综合征。

彩色脉冲多普勒超声的生理学异常表现可用于预测严重主动脉瓣狭窄是否会进展为左心发育不良综合征。这些异常表现可以单独或联合发生,大多数严重主动脉瓣狭窄的胎儿会有左心室功能不全。卵圆孔处的左向右或双向血流是左心房和左心室压力升高的结果,使血流偏离左心室。左心室舒张压升高和功能不全导致二尖瓣血流的多普勒改变,正常的双相模式变为融合或单相,舒张压充盈时间缩短。随着主动脉瓣狭窄的进展或功能的恶化,左心室不能顺行喷射主动脉弓周围的血流。因此,右心室承担了大部分系统血流负荷,并通过动脉导管在主动脉弓形成逆向血流。彩色多普勒估测二尖瓣反流和主动脉瓣狭窄喷射速度是估测左心室压力的替代方法,但目前尚无客观的技术参数来量化心肌病变。

长期以来,外科医师们一直认为早期解除心室的容量或压力负荷,新生儿早期修复狭窄的主动脉瓣有望改善心室功能和脑灌注。理论上解除主动脉瓣狭窄可降低左心室后负荷,增加左心室血流,有助于局限心肌损伤,防止妊娠期进行性左心发育不良,也可能利于维持两个心室功能。此外,成功实施胎儿主动脉瓣成形术促进主动脉瓣的前向血流,通过改善主动脉弓的顺行血流进而改善脑灌注,以期获得更好的神经结局。事实上,某些严重主动脉瓣狭窄患儿由于妊娠晚期大脑生长、体积及代谢异常,导致出生后姑息手术的幸存者神经系统疾病发病率高达22%。然而,目前胎儿主动脉瓣成形术尚未被证实能改善神经发育的结局。

1991年,Maxwell等首次报道2个胎儿接受经皮胎儿主动脉瓣球囊成形术的开创性尝试,尽管结果令人失望,但这项工作首次证明了该手术的可行性。1989—1997年,全世界6个中心先后开展了胎儿先天性心脏病介入治疗,对12例主动脉瓣狭窄或主动脉瓣闭锁的胎儿在妊娠晚期施行超声引导下的球囊瓣膜成形术,其中7例获得技术成功,但仅有1例存活超过新生儿期。虽然结果不理想,但初步提出了几个重要的临床着眼点,如手术胎儿的选择标准、潜在的手术并发症和设备限制。

迄今为止,已报道的胎儿主动脉瓣成形术的最大胎儿队列(n=136)来自波士顿儿童医院的团队,总体技术成功率从最初的73%提高到最近的94%。整个队列中的胎儿死亡率为

9.8%，最近已降至 6.0%，41% 的胎儿先天性心脏病介入治疗技术成功的活产儿实现了双心室循环，最近该比例更高（59%），而技术上不成功的胎儿双心室循环率为 16%。波士顿团队成功将胎儿干预的人群与对照组进行了比较，对照组为 10 例干预不成功或由父母坚持出生的主动脉瓣狭窄患儿，妊娠期间胎儿左心室结构生长不良，出生后表现为左心室发育不良，需要行单心室姑息手术。随着胎儿主动脉瓣成形技术的经验不断积累，波士顿团队发表了一系列主动脉瓣狭窄胎儿主动脉瓣成形术的结果，50 例接受主动脉瓣球囊成形术的胎儿中，17 例（30%）新生儿期获得双心室循环结局，5 例死亡，其余均行单心室姑息手术。这些结果也提示最佳患者选择和手术时机的重要性。2000 年由奥地利林茨儿童医院的一个医疗小组开展的胎儿主动脉瓣成形术研究显示，67% 的活产主动脉瓣成形术胎儿出生后获得了双心室循环。与波士顿数据相比，双心室组在产后结局方面的成功率更高，可能是由于干预时的胎龄较大且左心室受累较轻所致（两组左心室长轴 Z 评分分别为 0.72、-2.10）。波士顿团队最近的一项研究评估了 100 例接受胎儿主动脉瓣成形术的胎儿产后结局，88 例活产胎儿中 38 例在出生或首次单心室姑息手术后获得双心室循环。回顾性分析认为，胎儿主动脉瓣成形术后左心室结构轻度异常和左心室高压是最终获得双心室循环结局的预测因素。

综上所述，经选择的主动脉瓣严重狭窄胎儿，球囊主动脉瓣成形术可以成功地进行干预，越来越多的胎儿可获得双心室循环结局。胎儿的选择和手术时机是成功实现双心室循环结局的关键因素，母胎医学和儿科心脏病专家之间的密切合作非常重要。2015 年，国际胎儿先天性心脏病介入治疗注册处（包括 18 家机构）公布的数据表明，手术技术成功率为 81%，胎儿死亡率为 17%，出生后双心室循环率为 31%，技术成功的胎儿活产率为 43%。

胎儿主动脉瓣成形术技术性失败的原因包括胎位不理想、胎龄过小、超声成像不良及主动脉瓣的穿刺针径不足等。国外经验显示妊娠 22～23 周的 2 例左心室发育不良综合征胎儿的左心室心腔狭小，针尖进入左心室后，心腔空间变得更小，操作受限明显，加之超声影像质量较差，因而技术失败。胎儿主动脉瓣成形术后彩色多普勒超声心动图显示主动脉瓣前向血流增加或出现新的主动脉瓣反流，证实技术成功。

胎儿主动脉瓣成形术后的孕妇并发症十分罕见，而由胎儿心动过缓和心包积血引起的胎儿血流动力学不稳定在术中较常见。心包积血压迫导致心动过缓时间延长，血液开始凝结在心包间隙形成纤维壳之前，应立即进行心包引流。胎儿主动脉瓣成形术的死亡率约为 10%，通常与血流动力学不稳定和心包积血有关。与胎儿和孕妇麻醉问题及机械刺激也存在部分关联。与其他任何胎儿干预一样，早产也随时可能发生。胎儿主动脉瓣成形术后随访观察到胎儿左心室功能和大小逐渐改善并不少见，一般在分娩前会出现令人满意的主动脉瓣前向血流。出生后这些婴儿给予前列腺素 E_1 治疗后进行超声评估，主要关注点是左心室是否能够承担整个循环系统的心排血量，左心室和主动脉瓣的大小和功能情况。如前所述，大约 30% 接受过胎儿主动脉瓣成形术的胎儿实现双心室循环，此类胎儿的左心室长径 Z 评分 >0，左心室横径 Z 评分 >0，主动脉瓣瓣环 Z 评分 >3.5，二尖瓣瓣环环 Z 评分 >2。左心室小的胎儿，由于术后冠状动脉血流和心肌功能改善，也可能导致其从胎儿主动脉瓣成形术中获益，对新生儿结局产生积极影响。虽然产后左心室舒张功能不全可能是一个重要问题,但是较之单心室路径的近期和远期发病率、死亡率要低很多,无明显左心室生长障碍的患儿应遵循单心室路径治疗策略。

尽管国内团队在胎儿主动脉瓣球囊成形术治疗的经验不多,但是我们仍认为胎儿主动脉瓣成形术不再是一个实验性的操作,该技术可迅速改善胎儿心脏状况,包括恢复左心室血流动力学、改善左心室舒张功能和收缩功能。左心室血流动力学的改善,特别是顺行主动脉弓血流和双向卵圆孔未闭血流的发展,表明通过左心室的血流增加,可以部分预测出生后的双心室循环结局。在妊娠后期,胎儿主动脉瓣成形术可改善左心室生长,成功实施该手术的胎儿二尖瓣、主动脉瓣和左心室的 Z 评分更高。但是,这种干预应该由非常有经验的团队施行。正确的患者选择对取得更好的结果至关重要,同时此类胎儿干预的伦理在国内仍是一个问题。胎儿主动脉瓣球囊成形术越来越成熟,对自然病史和患者选择的了解也越来越深入,但它并不是一种独立的手术。几乎所有的胎儿出生后都需接受一次或多次手术,包括对主动脉瓣、二尖瓣和主动脉弓的干预,以及心内膜弹力纤维增生切除术。最终可能还需要行主动脉瓣或二尖瓣置换术,中远期结果尚不清楚。目前,仍需更多的随访数据确定双心室循环患者左心室收缩和舒张功能障碍的发生率和严重程度,评价其生存率和生活质量。额外的超声心动图变量(如应变成像和舒张功能测量),以及心脏生物标记物等检查,有可能改进选择标准。

(陈涛涛　泮思林)

参 考 文 献

[1] SIEVERS H H, HEMMER W, BEYERSDORF F, et al. Working Group for Aortic Valve Surgery of German Society of Thoracic and Cardiovascular Surgery. The everyday used nomenclature of the aortic root components: the tower of Babel? [J] Eur J Cardiothorac Surg, 2012, 41(3): 478-482.

[2] YAMAMOTO YAND HORNBERGER L K. Progression of outflow tract obstruction in the fetus[J]. Early Hum Dev, 2012, 88(5): 279-285.

[3] ARZT W, WERTASCHNIGG D, VEIT I, et al. Intrauterine aortic valvuloplasty in fetuses with critical aortic stenosis: experience and results of 24 procedures[J]. Ultrasound Obstet Gynecol, 2011, 37(6): 689-695.

[4] FREUD L R, MCELHINNEY D B, MARSHALL A C, et al. Fetal aortic valvuloplasty for evolving hypoplastic left heart syndrome: postnatal outcomes of the first 100 patients[J]. Circulation, 2014, 130(8): 638-645.

[5] MARANTZ P, GRINENCO S. Fetal intervention for critical aortic stenosis: advances, research and postnatal follow-up[J]. Curr Opin Cardiol, 2015, 30(1): 89-94.

[6] VAN DER LINDE D, KONINGS E E, SLAGER M A, et al. Birth prevalence of congenital heart disease worldwide: a systematic review and meta-analysis[J]. J Am Coll Cardiol, 2011, 58(21): 2241-2247.

[7] AXT-FLIEDNER R, KREISELMAIER P, SCHWARZE A, et al. Development of hypoplastic left heart syndrome after diagnosis of aortic stenosis in the first trimester by early echocardiography[J]. Ultrasound Obstet Gynecol, 2006, 28(1): 106-109.

[8] SIMPSON J M, SHARLAND G K. Natural history and outcome of aortic stenosis diagnosed prenatally[J]. Heart, 1997, 77(3): 205-210.

[9] FREUD L R, MOON-GRADY A J, ESCOBAR-DIAZ M C, et al. Low rate of prenatal diagnosis among

neonates with critical aortic stenosis：insight into the natural history in utero[J]. Ultrasound Obstet Gynecol，2015，45（3）：326-332.

[10] PEDRA S F, PERALTA C F, PEDRA C A C. Future direction of fetal interventions in congenital heart disease[J]. Interv Cardiol Clin, 2013, 2（1）：1-10.

[11] PEDRA S R, PERALTA C F, CREMA L, et al. Fetal interventions for congenital heart disease in Brazil[J]. Pediatr Cardiol, 2014, 35（3）：399-405.

[12] MCELHINNEY D B，TWORETZKY W，LOCK J E. Current status of fetal cardiac intervention[J]. Circulation, 2010, 121（10）：1256-1263.

[13] MAXWELL D，ALLAN L，TYNAN M J. Balloon dilation of the aortic valve in the fetus：a report of two Cases[J]. Br Heart J, 1991.65（5）：256-258.

[14] KOHL T，SHARLAND G，ALLAN L D, et al. World experience of percutaneous ultrasound-guided balloon valvuloplasty in human fetuses with severe aortic valve obstruction[J]. Am J Cardiol, 2000, 85（10）：1230-1233.

[15] TWORETZKY W，WILKINS-HAUG L，JENNINGS R W, et al. Balloon dilation of severe aortic stenosis in the fetus：potential for prevention of hypoplastic left heart syndrome：candidate selection，technique，and results of successful intervention[J]. Circulation, 2004, 110（15）：2125-2131.

[16] MCELHINNEY D B，MARSHALL A C，WILKINS-HAUG L E, et al. Predictors of technical success and postnatal biventricular outcome after in utero aortic valvuloplasty for aortic stenosis with evolving hypoplastic left heart syndrome[J]. Circulation, 2009, 120（15）：1482-1490.

[17] MCELHINNEY D B，VOGEL M，BENSON C B, et al. Assessment of left ventricular endocardial fibroelastosis in fetuses with aortic stenosis and evolving hypoplastic left heart syndrome[J]. Am J Cardiol, 2010, 106（12）：1792-1797.

[18] MOON-GRADY A J，MORRIS S A，BELFORT M, et al. International Fetal Cardiac Intervention Registry：a Worldwide Collaborative Description and Preliminary [J]. J Am Coll Cardiol, 2015, 66（4）：388-399.

[19] EMANI S M，BACHA E A，MCELHINNEY D B, et al. Primary left ventricular rehabilitation is effective in maintaining two-ventricle physiology in the borderline left heart[J]. J Thorac Cardiovasc Surg, 2009, 138（6）：1276-1282.

[20] MARSHALL A C，LEVINE J，MORASH D, et al. Results of in utero atrial septoplasty in fetuses with hypoplastic left heart syndrome[J]. Prenat Diagn, 2008, 28（11）：1023-1028.

第九章

胎儿左心发育不良综合征伴高度限制性房间隔缺损介入治疗

左心发育不良综合征的发病率为活产儿的 0.016% ~ 0.036%，其中限制性房间隔缺损占 22%，而完整房间隔占 6%。患有左心发育不良综合征的胎儿和新生儿依靠足够的卵圆孔将肺静脉血回流出左心房。左心发育不良综合征伴高度限制性房间隔缺损导致胎儿肺静脉血不能充分通过卵圆孔、左心室进入全身循环，同时左心房压力急剧增加，引起肺血管、肺实质和淋巴系统的持续损害，最终影响胎儿肺发育，因循环障碍心力衰竭导致胎儿宫内死亡。出生后新生儿肺血管阻力下降，肺血流量急剧增加。房间隔完整者往往因肺水肿和低心排血量出现严重的低氧血症、呼吸性酸中毒和代谢性酸中毒，导致早期死亡。而这些患者接受 Norwood 手术往往预后很差，Ⅰ 期术后存活率仅 33%。即使产后早期进行球囊房间隔造口，肺血管发育不良的情况也无法得到明显改善。因此，胎儿先天性心脏病介入治疗的目标是防止严重的新生儿缺氧和死亡，防止因宫内慢性肺静脉高压引起的肺部疾病的恶化。

第一节　疾病自然病程

一、胎儿左心发育不良综合征伴高度限制性房间隔缺损病变解剖

左心发育不良综合征是一种复杂的先天性心脏缺陷疾病，病理表现为二尖瓣狭窄或闭锁、主动脉瓣狭窄或闭锁及左心室发育不良。房间隔交通闭合或高度受限可导致非免疫性胎儿水肿、左心房高压，出现以先天性肺囊性淋巴管扩张和肺静脉肌肉化为特征的肺发育异常。这种情况在胎儿期持续存在可导致不可逆转的病变，影响胎儿产时存活率。左、右心房之间缺乏交通，阻碍了来自胎盘的全身含氧血液到达左心腔，最终阻碍升主动脉和全身循环。

左心发育不良综合征伴高度限制性房间隔缺损或完整房间隔，心房腔和房间隔存在三种不同的类型。A 型：左心房增大，厚壁继发隔和薄壁原发隔彼此粘连，肺静脉显著扩张；B 型：左心房稍小，心房壁肌肉向心性增厚，原发隔和继发隔均增厚，肺静脉通常轻度扩张；C 型：巨大的左心房，原发隔和继发隔均为薄壁且向右心房膨出，常常伴有严重的二尖瓣反流和肺静脉扩张。薄的房间隔（C 型）更有利于行胎儿房间隔造口术 / 房间隔成形术，而厚的房间隔（A 型和 B 型）则适于行房间隔支架置入术。高度限制性房间隔缺损或完整房间隔导致左心室缩小，二尖瓣发育不良，常伴有心内膜纤维化，主动脉可有发育不良，冠状动脉起源正常。胎儿期三尖瓣及右心室发育良好，需承担到达右心室整个循环系统的血流，肺

动脉扩张，动脉导管突出。

人类胚胎学房间隔由几个成分组成，包括房间隔原基、房室管心内膜垫、第二房间隔和心外间质。房间隔的形成是一个复杂的过程，胎儿早期原始心房的背壁开始产生分离出现第一房间隔，第一房间隔呈镰形，是一个薄的肌肉结构，其两肢朝向房室管，在胚胎33天时与房室管出现心内膜垫游离缘联合成孔，即第一孔。胚胎第43天，来源于心内膜垫及第一房间隔的组织将逐渐闭合第一孔，可能是由于细胞凋亡，导致闭合前上腔静脉和右上肺静脉引流附近的隔区出现多个穿孔，这些穿孔合并形成所谓的第二孔，位于第一房间隔背侧。在第二孔右侧的第二房间隔游离缘与左侧的第一房间隔游离缘之间的通道为卵圆孔，此时为妊娠第3个月，房间隔也基本形成。

卵圆孔是胎儿生命的重要通路之一。由于右心房的压力较高，导致卵圆孔允许血液从右心房通过第二孔进入左心房、左心室和升主动脉。卵圆孔呈椭圆形，与下腔静脉口大小相同。随着心房的生长，卵圆窝缩小，妊娠后期卵圆窝大小将缩小至腔静脉内径的60%。如果右心房的压力很高，它就会膨胀到左心房。出生后肺循环开始起作用时，左心房的压力升高，卵圆孔在功能上被隔膜关闭，右心房通过上腔静脉、下腔静脉和冠状静脉窦接收全身血液，左心房通过肺静脉接受肺静脉血。卵圆孔解剖闭合时，在房间隔右侧面可见卵圆窝的特征。

二、胎儿产后处置和结局

原发性房间隔发育异常导致高度限制性房间隔缺损或完整房间隔，或继发于胎儿左心房高压的原发性房间隔瓣过早粘连，导致部分或全部房间隔缺损阻塞。早发性高度限制性房间隔缺损可危及胎儿生命，出生前未经干预治疗，左心发育不良综合征伴完整房间隔的胎儿在出生后总死亡率约50%，产前干预治疗的目的是提高此类胎儿围产期生存率。左心发育不良综合征伴完整房间隔的胎儿左心室舒张末期压力升高和二尖瓣反流共同导致左心房高压，肺静脉压显著升高，肺灌注减少和肺血管发育异常。左心室发育不良综合征伴完整房间隔胎儿常见的肺病理包括严重扩张的淋巴管和增厚的"肌化"肺静脉和肺动脉。出生时严重左心发育不良综合征阻碍心房水平左向右分流，新生儿出现严重的低氧血症和酸中毒，需要紧急建立心房通道以维持生存。因此，多数中心采取产前、产后一体化模式，孕妇接受剖宫产后立即对新生儿行房间隔造口术，以缩短抢救时间。尽管如此，最近的研究依然提示由于持续的肺血管异常和高肺血管阻力，导致产前诊断和优化围产期管理的左心发育不良综合征伴完整房间隔的患儿预后仍然很差。左心发育不良综合征伴完整房间隔的严峻形势促使人们努力制定产前干预标准和措施，期望产前能够获得足够大的心房交通以降低左心房压力，改善肺血管发育，提高出生后存活率。

妊娠期间左心房的进行性扩张可引起右心房和右心室的机械性压迫，阻碍右心室充盈和排空，增加全身静脉压，导致胎儿低心排血量和胎儿水肿。原发性左室心肌病也可出现类似的超声心动图表现，此类疾病的预后非常差，新生儿期存活率<20%。本中心曾成功尝试对妊娠中期左心发育不良综合征伴完整房间隔的胎儿行房间隔造口术，但术后胎儿左心房压无明显改善，出现胎儿水肿，最终选择引产。

第二节 胎儿超声心动图诊断和评估

一、胎儿超声心动图评估

（一）胎儿左心发育不良综合征伴高度限制性房间隔的病理生理学变化

胎儿左心发育不良综合征伴高度限制性房间隔缺损时，左心房的血液通道阻塞，左心房压逐步增高，肺静脉回流受阻，进一步导致肺血管床发育障碍。由于胎儿血液循环主要依赖于胎盘，胎儿肺脏并不具备血氧交换功能，所以左心发育不良综合征合并高度限制性房间隔缺损的胎儿多无明显临床症状。但出生后由于含氧量高的肺静脉血回流左心房受阻、肺血管床的发育异常，导致新生儿严重缺氧，极易夭折。因此，产前超声心动图需重点评估左心房、房间隔和肺静脉的情况。

1. 二维超声心动图

（1）四腔心切面：左、右心室大小极不对称，左心室明显小于右心室，收缩功能降低，心尖部主要由右心室构成。诊断左心发育不良综合征伴高度限制性房间隔缺损，对房间隔的观察尤为重要，因此，需尽量获得横位四腔心切面，因为该切面示声束垂直于房间隔，是观察房间隔、卵圆瓣启闭情况及探测卵圆孔血流的最佳切面。左心发育不良综合征伴高度限制性房间隔缺损时卵圆孔内径≤1mm或为完整房间隔。

（2）五腔心切面：主动脉瓣环极度发育不良，主动脉瓣常呈闭锁状态，有时很难显示升主动脉。

（3）三血管-气管切面：主动脉横弓部呈管状发育不良，肺动脉代偿性扩张。

2. 彩色及频谱多普勒

（1）四腔心切面：彩色多普勒血流显像示舒张期左心室充盈缺失或明显减少，伴有二尖瓣大量反流时，可见收缩期大量反流信号。左心发育不良综合征伴高度限制性房间隔缺损时，可见少许左心房向右心房的血液分流，左心发育不良综合征伴完整房间隔时卵圆孔处无过隔血流信号（图9-1）。

准确识别房间隔水平受限是很困难的，通过对肺静脉血流的脉冲多普勒监测可预测胎儿左心房出口有无受限和左心房高压的严重程度。因此，除了观察房间隔外，肺静脉血流频谱的评价尤为重要。如果心房水平通道开放或轻度受限，肺静脉频谱正常，为肺静脉收缩期s峰、心室舒张期d峰、心房收缩波a波的三向波或心房收缩波a波为短暂出现的低速反向峰；随着心房水平交通受限逐渐加重，a波反向峰的时限和速度逐渐增加。研究表明，肺静脉血流频谱参数

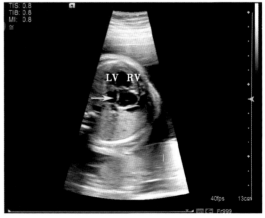

图9-1 胎儿超声心动图四腔心切面示房间隔完整

的改变与新生儿期患儿的严重程度和出生后是否需要进行急诊干预有显著的相关性。限制性房间隔肺静脉血流频谱具有特异性,频谱多普勒显示为心房收缩波 a 波反向;房间隔闭合时,肺静脉血流频谱呈双向。研究发现,如肺静脉前向血流频谱时间流速积分 / 反向血流频谱时间流速积分 <5,则提示心房水平严重受限,需要出生后立即进行房间隔切开术。亦有研究回顾性分析产前未经治疗的重度左心室梗阻和高度限制性房间隔缺损的病例发现,如果肺静脉 a 波逆转持续时间≥90 毫秒,则无胎儿和新生儿存活,而 a 波逆转持续时间 <90 毫秒的胎儿表现为典型的左心发育不良综合征结局。此外,a 波持续时间为 95 ~ 115 毫秒的左心发育不良综合征病例中,宫内左心房减压术前侵入性压力测量显示左心房压力高达 15 ~ 30mmHg。组织学和 / 或胎儿磁共振成像研究显示,肺静脉 a 波持续时间≥90 毫秒与肺淋巴管扩张之间有很强的相关性,而与是否进行产前治疗无关。左心发育不良综合征进行产前房间隔成形术的适应证包括完整的房间隔或 <1mm 的微小房间隔缺损交通,或者在肺静脉中出现显著的血流逆转,或者双向往返的肺静脉血流多普勒描记。

（2）五腔心切面:彩色多普勒血流显像示主动脉瓣收缩期无血流通过。

（3）三血管 - 气管切面:彩色多普勒血流显像示动脉导管逆向灌注主动脉的反向血流。

3. 鉴别诊断　二尖瓣发育不良综合征(mitral valve dysplasia syndrome,MVDS)是一种罕见的先天性心脏病,主要畸形包括二尖瓣发育异常、主动脉瓣狭窄、完整房间隔或卵圆孔开放受限。二尖瓣发育不良综合征与左心发育不良综合征具有一些共同的解剖和病理改变,均是二尖瓣及主动脉瓣病变,主动脉弓内可见动脉导管逆向血流,卵圆孔开放受限或限制性房间隔。而二尖瓣发育不良综合征与其他左心室梗阻性心脏病的不同之处在于,主要的病理异常部位在二尖瓣,由于二尖瓣增厚、发育不良导致严重的二尖瓣反流。大量的二尖瓣反流引起左心房高压,原发隔和继发隔附着致房间隔交通受限。超声心动图示二尖瓣发育不良综合征胎儿的左心室扩大,左心房显著扩大,二尖瓣重度反流;主动脉瓣狭窄或闭锁;房间隔由左侧凸向右侧,可以出现限制性房间隔或完整房间隔;肺静脉频谱显示心房收缩期反向血流,病情进一步加重可显示收缩期和心房期均出现的肺静脉反向频谱,被称为"双重反向"频谱,仅见于二尖瓣发育不良综合征。

（二）超声测量参数

1. 房间隔造口内径的测量　建议在横位四腔心切面,运用彩色多普勒血流显像测量过隔血流束的宽度(注意调整合适的彩色多普勒增益)。

2. 肺静脉血流频谱的测量　心尖四腔心切面或横位四腔心切面,应用 HD-flow 或降低彩色多普勒速度标尺至 20 ~ 30cm/s 显示肺静脉,其中以右上肺静脉最易显示。脉冲多普勒的取样容积置于右上肺静脉左心房入口处,角度 <10°,在胎儿无呼吸样运动的状态下获得肺静脉血流频谱,取三个心动周期。

（三）术后超声评估

1. 房间隔过隔血流情况　动态观察房间隔造口处内径和过隔血流的方向。房间隔造口扩张达 3mm 以上的患儿出生后氧饱和度方能改善。

2. 肺静脉的血流频谱变化　动态观察肺静脉血流频谱的变化,肺静脉收缩期 s 峰、心室舒张期 d 峰、心房收缩波 a 波,肺静脉正向血流速度时间积分 / 反向血流速度时间积分,从而间接监测左心房压力的变化。其中肺静脉正向血流速度时间积分 / 反向血流速度时间积分由≤2.7提高到≥2.7，为宫内干预成功的指标之一。

3. 胎儿有无心动过缓、心包积液和胎儿水肿。

二、适应证

胎儿超声心动图提示异常的静脉血流模式和较大的肺静脉直径，对出生后房间隔需进行紧急干预具有很高的预测价值。左心发育不良综合征伴高度限制性房间隔缺损或完整房间隔的胎儿超声心动图特征：①高度限制性房间隔缺损≤1mm 或完整房间隔；②左心房和肺静脉扩张；③彩色多普勒收缩期肺静脉血流呈双向，且以逆流为主；④肺静脉正、反向血流速度时间积分比值≤2.7，提示有更多的逆行血流，对预测是否需要出生后紧急行心房减压的敏感性为89%，特异性为97%；⑤肺静脉舒张早期见微小或无前向血流。上述指征可作为手术参考指标。本标准适用于左心发育不良综合征伴高度限制性房间隔缺损 A 型和 C 型的胎儿，对于厚壁型房间隔或肺静脉显著扩张病例，则无手术机会。

三、禁忌证

严重二尖瓣反流的主动脉瓣狭窄伴完整房间隔被认为无胎儿房间隔成形术介入治疗的指征，单纯行房间隔成形术治疗该疾病无效。除左心发育不良综合征及主动脉瓣狭窄外，其他心脏疾病的胎儿房间隔手术指征和结果未见报道。因此，该技术目前不建议应用于胎儿左心发育不良综合征伴高度限制性房间隔缺损或完整房间隔以外的疾病。

第三节 胎儿房间隔成形术

胎儿房间隔成形术包括球囊扩张、支架置入、射频或激光穿透房间隔。射频或激光穿透房间隔手术所造成的缺陷往往很快闭合。因此，胎儿球囊房间隔成形术或胎儿房间隔支架置入术是目前唯一推荐的在出生时可以实现持续性房间隔交通的方法。目前推荐对薄壁的左心发育不良综合征伴高度限制性房间隔缺损 C 型的胎儿施行胎儿球囊房间隔成形术，对 A 型和 B 型厚壁房间隔胎儿使用支架置入术。

一、胎儿位置

胎儿的位置是决定手术成功的前提，但相较于室间隔完整型肺动脉瓣闭锁伴右心发育不良综合征和严重主动脉瓣狭窄伴左心发育不良综合征的介入治疗，胎儿房间隔成形术对于胎儿体位的要求相对降低。但胎儿胸壁仍需朝向孕妇腹壁，胎儿房间隔位置尽可能与孕妇腹壁处于平行。术前借助超声定位腹壁穿刺点的位置，穿刺针尽可能垂直穿刺房间隔。特别是在支架置入前，必须充分考虑支架最终展开的形态选择穿刺轨迹。

二、人员配备

手术在常规手术室进行，手术室配置与其他胎儿先天性心脏病介入治疗相同。有治疗经验、默契度高的团队是提高手术成功率的重要保证。治疗团队成员的组成最好与室间隔完整型肺动脉瓣闭锁伴右心发育不良综合征和严重主动脉瓣狭窄伴左心发育不良综合征宫内介入治疗团队（麻醉医师、围产医师、胎儿心脏科医师、护理人员）为同一团队。

三、术前准备

1. 孕妇准备 术前签署知情同意书，超声检查明确胎儿的位置处于最佳，立即开始麻醉，确认孕妇和胎儿均被有效麻醉，开始手术。孕妇体位固定，腹部消毒，准备手术器材。通过超声估计胎儿体重，准备急救药物（肾上腺素、阿托品）。

2. 超声设备准备 使用配备多普勒和彩色多普勒的标准曲线阵列扫描仪进行成像。键盘和探头覆盖无菌包膜。所有过程连续记录在超声扫描仪上。

3. 导管和针刺设备 选择18G或19G穿刺针，应用0.014in导丝和2.5～4.0mm单轨冠状动脉球囊导管/［3.0mm×（13～15）mm］冠状动脉支架导管。将球囊导管/支架导管预先装入冠状动脉导丝，在穿刺后取出套管针后将导丝和导管一起送进穿刺针。术前在导管和导线上进行测量和标记，通过外部测量而不仅依靠超声成像来明确其在胎儿心脏内的位置。

四、手术操作

1. 穿刺 穿刺针的方向必须从一开始就准确定位，穿刺过程中超声医师和围产医师之间的配合操作至关重要。手术全程在超声引导下，针尖需经右心房或左心房进入心腔，在卵圆孔位置穿过房间隔。

2. 确定针头位置 借助超声心动图明确穿刺针已穿过房间隔，且位于对侧心房腔内，未穿透胎儿心脏，送入0.014in冠脉导丝进入心房腔内，后退穿刺针至穿刺心房腔内，沿导丝送入球囊横跨房间隔，房间隔位于球囊中央（图9-2）。

3. 球囊扩张 球囊导管或支架导管的定位主要基于外部标测和超声成像横跨房间隔，球囊连接压力计，以2～3个标准大气压扩张球囊2～3次。支架放置在房间隔中部，理想情况下支架应至少距离肺静脉口1～2mm，左心房在减压后心腔会变小，扩张的肺静脉将回缩，不影响肺静脉血流。

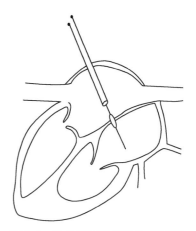

图9-2 胎儿房间隔成形术：球囊横跨房间隔

4. 设备回撤 扩张后的球囊切忌再次回收至穿刺针内，以避免球囊从导管轴上剪断，遗留胎儿体内。导管系统（穿刺针、导管、导丝）作为一个整体通过胎儿心脏壁，从胎儿和孕妇体内抽出。术后彩色多普勒观察见跨房间隔血流增多为手术成功的标志，立即密切观察有无心包积液、心功能不全和胎儿心动过缓等并发症。

5. 术后评估 术后立即观察是否有心包积液和心动过缓的情况。术后24～48小时观察有无早产或胎儿心律失常；观察是否有胎膜早破或羊膜感染的迹象。若孕妇及胎儿无明显异常,可在术后3天评估胎儿超声后出院,建议每2~4周随访一次,观察血流动力学变化。建议术后孕妇均在本中心分娩,选择性剖宫产有助于避免胎儿窒息、误吸羊水,以及更好地规划下一步治疗方案。

第四节　胎儿房间隔成形术国内外经验

胎儿期左心发育不良综合征伴高度限制性房间隔缺损或完整房间隔被公认为是一种致命的缺陷,原因是先天性左心房高压导致肺静脉血管结构异常、肺静脉动脉化、淋巴管扩张。这一假说与最近一项组织病理学研究的结论一致,该研究主要针对房间隔受限胎儿肺泡间期肺实质变化进行观察,实验观察到严重的肺部病变在妊娠中期已经非常明显(妊娠23周)。自2000年以来,为了改善新生儿期缺氧和血流动力学不稳定,胎儿房间隔成形术已开始实施,以解决解剖结构的异常和胎儿远期结局。

表9-1报道了左心发育不良综合征伴高度限制性房间隔缺损或完整房间隔的胎儿在接受房间隔成形术后的手术结果:技术可行性和高技术成功率及低手术死亡率。

表9-1　胎儿房间隔成形术后结局

文献资料	N/例	胎龄/周	成功率/%	并发症	宫内死亡率	出生后房间隔二次成形术/例
波士顿儿童医院等(2001—2003)	7	26~34	86%	胎儿:胸腔积血14%;母亲:无	14%	3
波士顿儿童医院等(2001—2007)	21	23~34	90%	胎儿:心律失常、心包和胸腔积液40%;母亲:无	9.5%	12
波士顿儿童医院等(2002—2009)	14	22~33	100%	—	0%	3
多伦多大学附属儿童医院(2000—2012)	10	20~36	100%	胎儿:心包积液和支架内栓塞50%;母亲:无	0%	4
波士顿儿童医院等(2005—2012)	9	24~31	55%	胎儿:心包积血、心律失常88%;母亲:无	11%	1

为获得永久性的足够的房间隔缺损,可采用多种不同的技术(球囊扩张成形术、房间隔造口术、支架置入术)。对于厚壁房间隔,支架置入术应优先于球囊扩张术,以避免厚的房间隔回缩,感染、血栓形成或支架栓塞等晚期风险仍然未知。手术的最佳时机尚不明确,胎儿死亡和早产的风险必须与长期左心房高压引起的肺部疾病相平衡。成功实施房间隔造口术的胎儿出生后是否需紧急干预,主要与肺部病理改变相关。

表9-2比较了同一年行房间隔成形术的胎儿出生后的临床结果:①与右心发育不良综合征相比,左心发育不良综合征伴完整房间隔的患儿在出生后有较高的死亡率;②与房间隔造口术早期经验相比,出生后存活率有改善趋势;③双向格林手术和Fontan手术后死亡率较高,考虑与此类患儿肺部疾病、晚期肺静脉狭窄引起的血管性肺反应相关;④胎儿房间

隔成形术被视为高危候选者的抢救手术,尚未有证据证实可改善、逆转胎儿左心房高压所致肺部病变。

表 9-2　胎儿球囊房间隔成形术的适应证和结局

文献资料	HLHS/ 例	胎龄 / 周	技术成功率	房间隔缺损 ≥3mm	支架置入术	存活 >1 个月
多伦多大学附属儿童医院(2015)	2	25 ~ 28	100%	1	2	2
波士顿儿童医院等(2008)	21	23 ~ 36	90%	6	1	15
波恩大学附属医院(2014)	3	24 ~ 33	100%	——	0	0
巴西圣保罗心脏病医院(2014)	4	26 ~ 32	100%	——	0	3
总计	30	——	92%	7	3	20

注: HLHS, 左心发育不良。

　　国际胎儿先天性心脏病介入治疗注册处报道,左心发育不良综合征伴完整房间隔的患儿中球囊房间隔成形术成功率为 85%,出生后存活率为 63.6%,最大的队列研究显示(n＝49),技术成功率为 77%,其中 65% 放置房间隔支架,胎儿死亡率为 13%。2008 年,波士顿儿童医院报道了球囊房间隔成形术的经验,21 例胎儿接受球囊房间隔成形术,有 19 例取得技术性成功。包括心动过缓、心包积液或胸腔积液在内的胎儿并发症是最常见的并发症,发生率为 38%。只有 30% 的球囊房间隔成形术房间隔缺损维持在 3mm 以上,这些胎儿出生后氧饱和度较高,在单心室姑息手术前不需要新生儿干预。表 9-3 显示了四个中心接受球囊房间隔成形术治疗的 36 例患儿的数据,孕妇没有严重的并发症,胎儿和新生儿死亡率达 19% 和 25%。本团队实施的球囊房间隔成形术经验有限,仅为 1 例胎龄 27 周左心发育不良综合征伴高度限制性房间隔缺损胎儿实施球囊房间隔造口术,术后 2 周左心房压无明显下降,家属选择终止妊娠。

　　对于完整的厚壁房间隔伴左心房高压的胎儿,利用球囊房间隔成形术创造的心房交通往往过小且维持时间短,左心房减压效果不佳。利用冠状动脉支架行房间隔支架置入术,可以可靠地建立 3.0 ~ 3.5mm 的心房交通,理论上有更大可能并在更长时间内进行左心房减压,但临床效果仍不确定。房间隔支架置入术比球囊房间隔成形术技术更困难,波士顿儿童医院的经验显示支架置入术的成功率为 44%,其并发症的发生率也更高。

　　加拿大 Jaeggi 教授团队从胎羊获得了心房支架置入的技术经验,统计了技术失败和栓塞发生率较低的原因(表 9-3)。支架置入后几周内,部分支架阻塞可能是由于内膜增生引起的,也可能是由于肌肉通过支架网突起引起的。介入治疗后 24 小时内 2 例发生完全性支架血栓形成。尽管如此,大多数支架置入的病例在出生前维持良好的血流,所有胎羊分娩后无严重缺氧迹象。左心发育不良综合征伴完整房间隔的胎儿往往导致肺成熟延迟,最早可在妊娠 23 周见到毛细血管畸形,肺出血和肺间质水肿是其显著特征。因此,胎儿先天性心脏病介入治疗应尽早执行,防止肺血管疾病进展到胎儿房间隔成形术后仍不能逆转的肺部病理改变。

表 9-3　胎羊心房支架置入术的适应证和结局

文献资料	HLHS/例	胎龄/周	技术成功率	支架栓塞	支架血栓	存活＞1个月
多伦多大学附属儿童医院(2015)	6	28～36	87%	13%	13%	63%
波士顿儿童医院(2014)	9	24～31	44%	33%	0	44%
波恩大学附属医院(2014)	2	29～33	100%	—	50%	0
总计	17	—	68%	21%	15%	47%

注:HLHS,左心发育不良。

　　到目前为止,尚无数据证明胎儿房间隔成形术对生存具有明显优势。国际胎儿先天性心脏病介入治疗注册处报道显示,接受胎儿房间隔成形术治疗的治疗组和没有接受胎儿房间隔成形术治疗的对照组相比,两组在新生儿期的存活率和出院时间无显著差异(44% *vs.* 33%)。波士顿儿童医院胎儿房间隔成形术队列研究提示,尽管技术上成功的胎儿房间隔成形术后肺静脉血流变量有所改善,但与对照组对出生后紧急干预的需求和中期死亡率相似。但与未经治疗的左心发育不良综合征伴完整房间隔的胎儿出生后的高死亡率相比,胎儿房间隔介入治疗显示出左心发育不良综合征伴完整房间隔宫内及早干预的希望。目前建议在妊娠 24～30 周时进行胎儿房间隔成形术,但还需要更多的经验证明其改善病变的临床效果,未来的工作应该集中于创造持久的心房通道和/或更早的胎儿房间隔成形术时机的新技术。

(罗　刚　泮思林)

参 考 文 献

[1] ANDERSON R H, BROWN N A, WEBB S. Development and structure of the atrial septum[J]. Heart, 2002, 88(1): 104-110.

[2] ANDERSON R H, HO S Y, BECKER A E. Anatomy of the human atrioventricular junctions revisited[J]. Anat Rec, 2000, 260(1): 81-91.

[3] ANDERSON R H, SPICER D E, BROWN N A, et al. The development of septation in the four chambered heart[J]. Anat Rec, 2014, 297(8): 1414-1429.

[4] ANDERSON R H, WEBB S, BROWN N A, et al. Development of the heart: septation of the atriums and ventricles[J]. Heart. 2003, 89(2): 949-958.

[5] BRIGGS L E, KAKARLA J, WESSELS A. The pathogenesis of atrial and atrioventricular septal defects with special emphasis on the role of the dorsal mesenchymal protrusion[J]. Differentiation, 2012, 84(1): 117-130.

[6] CALVERT P A, RANA B S, KYDD A C, et al. Patent foramen oval: anatomy, outcomes, and closure[J]. Nat Rev Cardiol, 2011, 8(3): 148-160.

[7] CHATURVEDI R R, RYAN G, SEED M, et al. Fetal stenting of the atrial septum: technique and initial results in cardiac lesions with left atrial hypertension[J]. Int J Cardiol, 2013, 168(3): 2029-2036.

[8] ILBAWI A M, SPICER D E, BHARATI S, et al. Morphologic study of the ascending aorta and aortic arch in hypoplastic left hearts: surgical implications[J]. J Thorac Cardiovasc Surg, 2007, 134(1): 99-105.

[9] TCHERVENKOV C I, JACOBS J P, WEINBERG P M, et al. The nomen clature, defifinition and classification of hypoplastic left heart syndrome[J]. Cardiol Young, 2006, 16(4): 339-368.

[10] VIDA V L, BACHA E A, LARRAZABAL A, et al. Surgical outcome for patients with the mitral stenosis-aortic atresia variant of hypoplastic left heart syndrome[J]. J Thorac Cardiovasc Surg, 2008, 135(2): 339-346.

[11] VOGEL M, MCELHINNEY D B, WILKINS-HAUG L E, et al. Aortic stenosis and severe mitral regurgitation in the fetus resulting in giant left atrium and hydrops: pathophysiology, outcomes, and preliminary experience with pre-natal cardiac intervention[J]. J Am Coll Cardiol, 2011, 57(3): 348-355.

[12] GOLTZ D, LUNKENHEIMER J M, ABEDINI M, et al. Left ventricular obstruction with restrictive inter-atrial communication leads to retardation in fetal lung maturation[J]. Prenat Diagn, 2015, 35(5): 463-470.

[13] MARSHALL A C, VAN DER VELDE M E, TWORETZKY W, et al. Creation of an atrial septal defect in utero for fetuses with hypoplastic left heart syndrome and intact or highly restrictive atrial septum[J]. Circulation, 2004, 110(3): 253-258.

[14] MARSHALL A, LEVINE J, MORASH D, et al. Results of in utero atrial septoplasty in fetuses with hypoplastic left heart syndrome[J]. Prenat Diagn, 2008, 28(11): 1023-1028.

[15] KALISH B T, TWORETZKY W, BENSONC B, et al. Technical challenges of atrial septal stent placement in fetuses with hypoplastic left heart syndrome and intact atrial septum[J]. Catheter Cardiovasc Interv, 2014, 84(1): 77-85.

[16] BARKER G M, FORBESS J M, GULESERIAN K J, et al. Optimization of preoperative status in hypoplastic left heart syndrome with intact atrial septum by left atrial decompression and bilateral pulmonary artery bands[J]. Pediatr Cardiol, 2014, 35(3): 479-484.

[17] LOWENTHAL A, KIPPS A K, BROOK M M, et al. Prenatal diagnosis of atrial restriction in hypoplastic left heart syndrome is associated with decreased 2-year survival[J]. Prenat Diagn, 2012, 32(5): 485-490.

[18] HOQUE T, RICHMOND M, VINCENT J A, et al. Current outcomes of hypoplastic left heart syndrome with restrictive atrial septum: a single center experience[J]. Pediatr Cardiol, 2013, 34(5): 1181-1189.

[19] BACHA E A. Impact of fetal cardiac intervention on Congenital Heart Surgery[J]. Semin Thorac Cardiovasc Surg Pediatr Card Surg Annu, 2011, 14(1): 35-37.

[20] VAN AERSCHOT I, ROSENBLATT J, BOUDJEMLINE Y. Fetal cardiac interventions: myths and facts[J]. Arch Cardiovasc Dis, 2012, 105(6-7): 366-372.

[21] ALLAN L D. Rationale for and current status of prenatal cardiac intervention[J]. Early Hum Dev, 2012, 88(5): 287-290.

[22] TULZER G, ARZT W. Fetal cardiac interventions: rationale, risk and benefit[J]. Semin Fetal Neonatal Med, 2013, 18(5): 298-301.

[23] HERBERG U, BERG C, GEIPEL A, et al. Fetal therapy: what works? Closed interatrial septum[J]. Cardiol

Young, 2014, 24: 47-54.

[24] SCHIDLOW D N, TWORETZKY W, WILKINS-HAUG L E. Percutaneous fetal cardiac interventions for structural heart disease[J]. Am J Perinatol, 2014, 31(7): 629-636.

[25] KISERUD T, RASMUSSEN S. Ultrasound assessment of the fetal foramen ovale[J]. Ultrasound Obstet Gynecol, 2001, 17(2): 119-124.

[26] VLAHOS A P, LOCK J E, MCELHINNEY D B, et al. Hypoplastic left heart syndrome with intact or highly restrictive atrial septum: outcome after neonatal transcatheter atrial septostomy[J]. Circulation, 2004, 109(19): 2326-2330.

[27] GLATZ J A, TABBUTT S, GAYNOR J W, et al. Hypoplastic left heart syndrome with atrial level restriction in the era of prenatal diagnosis[J]. Ann Thorac Surg, 2007, 84(5): 1633-1638.

[28] VIDA V L, BACHA E A, LARRAZABAL A, et al. Hypoplastic left heart syndrome with intact or highly restrictive atrial septum: surgical experience from a single center[J]. Ann Thorac Surg, 2007, 84(2): 581-585.

[29] MICHELFELDER E, GOMEZ C, BORDER W, et al. Predictive value of fetal pulmonary venous flow patterns in identifying the need for atrial septoplasty in the newborn with hypoplastic left ventricle[J]. Circulation, 2005, 112(19): 2974-2979.

[30] TAKETAZU M, BARREA C, SMALLHORN J F, et al. Intrauterine pulmonary venous flow and restrictive foramen ovale in fetal hypoplastic left heart syndrome[J]. J Am Coll Cardiol, 2004, 43(10): 1902-1907.

[31] PHOTIADIS J, URBAN A E, SINZOBAHAMVYA N, et al. Restrictive left atrial outflow adversely affects outcome after the modified norwood procedure[J]. Eur J Cardiothorac Surg, 2005, 27(6): 962-967.

[32] SCHMIDT M, JAEGGI E, RYAN G, et al. Percutaneous ultrasound-guided stenting of the atrial septum in fetal sheep[J]. Ultrasound Obstet Gynecol, 2008, 32(7): 923-928.

[33] CHANG A C, WERNOVSKY G, KULIK T J, et al. Management of the neonate with transposition of the great arteries and persistent pulmonary hypertension[J]. Am J Cardiol, 1991, 68(11): 1253-1255.

[34] JOUANNIC J M, GAVARD L, FERMONT L, et al. Sensitivity and specificity of prenatal features of physiological shunts to predict neonatal clinical status in transposition of the great arteries[J]. Circulation, 2004, 110(13): 1743-1746.

[35] UZUN O, BABAOGLU K, AYHAN Y I, et al. Diagnostic ultrasound features and outcome of restrictive foramen ovale in fetuses with structurally normal hearts[J]. Pediatr Cardiol, 2014, 35(6): 943-952.

[36] SEED M, BRADLEY T, BOURGEOIS J, et al. Antenatal MR imaging of pulmonary lymphangiectasia secondary to hypoplastic left heart syndrome[J]. Pediatr Radiol, 2009, 39(7): 747-749.

[37] DIVANOVIC A, HOR K, CNOTA J, et al. Prediction and perinatal management of severely restrictive atrial septum in fetuses with critical left heart obstruction: clinical experience using pulmonary venous Doppler analysis[J]. J Thorac Cardiovasc Surg, 2011, 141(4): 988-994.

[38] PEDRA S R, PERALTA C F, CREMA L, et al. Fetal interventions for congenital heart disease in Brazil[J]. Pediatr Cardiol, 2014, 35(3): 399-405.

[39] MARSHALL A C, LEVINE J, MORASH D, et al. Results of in utero atrial septoplasty in fetuses with hypoplastic left heart syndrome[J]. Prenat Diagn, 2008, 28(11): 1023-1028.

[40] ARZT W, WERTASCHNIGG D, VEIT I, et al. Intrauterine aortic valvuloplasty in fetuses with critical aortic stenosis: experience and results of 24 procedures[J]. Ultrasound Obstet Gynecol, 2011, 66(9)545-546.

[41] ROGERS L S, PETERSON A L, GAYNOR J W, et al. Mitral valve dysplasia syndrome: a unique form of left-sided heart disease[J]. J Thorac Cardiovasc Surg, 2011, 142(6): 1381-1387.

[42] PUNN R, SILVERMAN N H. Fetal predictors of urgent balloon atrial septostomy in neonates with complete transposition[J]. J Am Soc Echocardiogr, 2011, 24(4): 425-430.

[43] MOON-GRADY A J, MORRIS S A, BELFOT M, et al. International fetal cardiac intervention registry: a worldwide collaborative description and preliminary outcomes[J]. J Am Coll Cardiol, 2015, 66(4): 388-399.

[44] QUINTERO R A, HUHTA J, SUH E, et al. In utero cardiac fetal surgery: laser atrial septotomy in the treatment of hypoplastic left heart syndrome with intact atrial septum[J]. Am J Obstet Gynecol, 2005, 193(4): 1424-1428.

[45] KOHL T, MULLER A, TCHATCHEVA K, et al. Fetal transesophageal echocardiography: clinical introduction as a monitoring tool during cardiac intervention in a human fetus[J]. Ultrasound Obstet Gynecol, 2005, 26(7): 780-785.

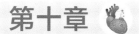

第十章

胎儿先天性心脏病介入治疗特殊情况处理

第一节 前 置 胎 盘

当胎盘完全附着于子宫前壁,实施胎儿先天性心脏病介入治疗时,无论胎儿在宫内位置如何,经胎盘穿刺将不可避免。关于胎儿宫内干预治疗的临床技术,目前尚未查阅到经胎盘穿刺的相关研究报道。当穿刺针在超声引导下经过孕妇腹壁进入到胎盘,受胎盘硬性阻挡,穿刺针可能会偏离或者脱离出超声引导切面,穿刺路径不能按照预想角度直线推进,穿刺针在胎盘内很难像在羊膜腔内一样可以随超声切面自由调整角度。如果继续进针,穿刺针进入羊膜腔后再另选适宜角度进入胎儿胸壁显然不可能,可能会造成手术失败。如果将穿刺针撤回,另选角度再次进入胎盘,原胎盘穿刺路径出血可能影响超声切面回声,也会无端增加围产期相关并发症发生风险。

胎儿宫内心脏介入手术术前评估,经胎盘穿刺确实无法避免时,建议由有经验的操作者实施,穿刺针每进入路径下一层面时均由超声医师与手术者密切配合,以最短时间准确完成预想进针路径。超声定位到胎儿宫内适宜的位置后,选择适宜的腹壁穿刺点,将穿刺针经腹壁先试探性小距离进入胎盘,超声立刻跟随扫描到下一个层面。如提示进针路径偏离,或有轻微胎动使胎方位变化,此时尚可以调整穿刺针到准确角度。超声可以非常清晰地扫描到穿刺针在胎盘内全程行进路径,继续扫描到出胎盘路径与预想经胎儿胸壁进入胎儿心脏穿刺点呈直线方位时,穿刺针按此路径以最短时间推进至靶点。尽量保证一次穿刺成功,以保证手术的成功率,并降低由于胎盘因素产生的相关围产期并发症风险。

实施胎儿心脏宫内介入手术,除胎盘阻挡,还有可能出现胎儿肢体遮挡。本团队的经验是胎儿位置一旦确定,在孕妇全身麻醉的状态下,胎儿一般不会再有大幅度活动,胎儿位置一般无大幅度变化,等待胎儿自动将肢体移开可能徒劳,穿刺针进入羊膜腔后可以避开胎儿肢体再调整方向,沿靶点方向推进到胎儿胸壁进入心腔。

第二节 相关特殊情况处理

一、孕妇 Rh 阴性血型

对 Rh 阴性血型孕妇实施侵入性手术后预防性应用抗 D 球蛋白治疗始于 20 世纪 70 年代,尽管其同种免疫抗体的产生与未进行侵入性手术组比较并无差异,但目前所有指南均建议术前应就孕妇 Rh 免疫状态、是否存在同种抗体进行检测。《国际妇产科超声学会实践指南》强烈建议配偶为 Rh 阳性血型且未致敏化的 Rh 阴性血型孕妇在侵入性手术后 72 小时内，采用单剂量抗 D 球蛋白 300µg 肌内注射。有研究表明，115 例接受羊膜腔穿刺后的 Rh 阴性血型孕妇分娩的婴儿中有 4 例（3.5%）同种免疫抗体阳性，其中 2 例需要接受血液置换治疗。然而，另一项研究表明，944 例 Rh 阴性血型孕妇羊膜腔穿刺后接受抗 D 球蛋白预防治疗，出生婴儿中无过敏事件。

二、侵入性治疗相关胎母输血

经胎盘穿刺侵入性治疗手术是安全的，其相关胎儿丢失率与非经胎盘穿刺相比并无差异。但胎盘少量出血可能导致胎母输血风险有所增加，即使如此，胎母输血并发症发生率总体仍很低。

三、孕妇携带感染性病毒

《国际妇产科超声学会实践指南》明确指出，与侵入性诊疗技术相关乙型肝炎病毒、丙型肝炎病毒、人体免疫缺陷病毒在宫内垂直传播的风险可忽略不计，可能只局限于病毒载量较高的孕妇。但是，携带以上病毒的孕妇推荐接受无创产前检查，如非胎儿位置因素限制，尽可能避免经胎盘穿刺。

1. 乙型肝炎病毒 研究发现，病毒载量低时，与对照组相比，接受羊膜腔穿刺术对乙肝病毒携带孕妇宫内传播率无影响。只有病毒载量超过 $7log^{10}/ml$ 时，垂直传播风险才非常高（50%）。与对照组（1.5%～3.0%）相比，HBsAg 阳性、HBeAg 阴性的孕妇，宫内传播率没有增加，但是 HBsAg 阳性、HBeAg 阳性的孕妇，宫内传播风险可能增加。对 HBsAg 阳性、HBsAe 阳性的孕妇或 HBV-DNA 复制载量较高的孕妇术后 24 小时内给予 600IU 特异性抗 HBV 免疫球蛋白肌内注射，预防作用缺乏充分证据支持，目前尚不能成为常规手段。

2. 丙型肝炎病毒 尽管有研究表明，进行羊膜腔穿刺术与未接受手术的丙肝病毒阳性孕妇的胎儿感染率无差异，但有关丙型肝炎病毒母婴垂直传播的有效数据极少。

3. 人体免疫缺陷病毒 在对人体免疫缺陷病毒感染者应用抗逆转录病毒药物治疗（c-ART）时代之前，羊膜腔穿刺被认为是人体免疫缺陷病毒宫内垂直传播的独立风险因素，其风险增加 4 倍。c-ART 的引进改变了这种局面，1997 年前后 c-ART 广泛应用。此前，未接受 c-ART 治疗的羊膜腔穿刺患者的母婴传播率为 30.0%（3/10），未接受羊膜腔穿刺术患者其母婴传播率为 16.2%（40/247）。1997 年之后，这两项数据分别下降至 0%（0/18）和 3.7%（3/18）。如果孕妇在妊娠之前或至少在羊水穿刺 2 周之前开始接受 c-ART 治疗，其病毒载量低，接受羊水穿刺者胎儿感染率无明显升高。多项研究均支持类似结果。感染人体免疫缺陷病毒的孕妇，如果病毒载量较低，孕前接受过 c-ART 相关治疗，或者病毒载量较高但至少在接受羊膜腔穿刺术的 2 周前进行过 c-ART 治疗，与未接受羊膜腔穿刺术的对照组比较，宫内传播率无明显增加。

迄今为止，尚无前述病毒携带孕妇进行胎盘绒毛、脐带血管穿刺相关研究数据，也未见经胎盘穿刺进入胎儿体内诊疗相关风险研究数据。

四、再次胎儿手术的探讨

目前，对于再次或多次接受胎儿先天性心脏病介入治疗的病例报道较少。再次接受胎儿先天性心脏病介入治疗的原因主要包括：①初次胎儿先天性心脏病介入治疗失败，或部分成功（以室间隔完整型肺动脉瓣闭锁为例，初次治疗仅在闭锁的肺动脉瓣打孔，而未实施充分球囊扩张治疗）；②参考文献资料及本中心的经验，胎儿瓣膜成形术后观察到大部分胎儿瓣膜进行性狭窄，甚至再闭锁。

无论属于上述哪种情况，评估是否需要再次进行胎儿先天性心脏病介入治疗均需严谨、慎重。首先，与孕妇及家属的密切交流必不可少，医务人员需提供再次手术的利弊信息。其次，参考前面章节提出的手术指征，结合孕妇及胎儿初次手术情况，经多学科团队讨论后做出客观的决定。此外，再次胎儿先天性心脏病介入治疗的时间窗口期缩小，随着胎儿的生长发育及妊娠中晚期的生理变化，羊水逐渐减少，胎儿体积增大，肢体遮挡可能性增大，且逐渐进入头位（即头朝下、臀朝上、全身蜷缩的姿势，使其头部通过孕妇的骨盆入口进入骨盆腔），身体的位置逐渐巩固，获取理想的胎儿先天性心脏病介入治疗所需胎儿位置变得非常困难。

国外学者的经验显示，初次治疗失败者，再次手术时孕妇多采取局部麻醉，多间隔 1~3 天进行，首次采取全身麻醉者建议推迟至少 7 天。考虑到体位因素，再次干预的窗口期建议选择在妊娠 30 周以内，本中心曾尝试对一妊娠 32 周的孕妇再次实施胎儿心脏介入干预治疗，终因胎儿无法达到理想位置而放弃。但文献报道有成功的案例，所以需要根据实际情况抉择，并非绝对。对于急需再次干预，却无治疗条件的胎儿，可根据胎儿情况及家属意愿选择择期分娩，实施新生儿救治。

（孙　越）

参 考 文 献

[1] LOPEZ M, COLL O. Chronic virus infections and invasive procedures: risk of vertical transmission and current recommendations[J]. Fetal Diagn Ther, 2010, 28(1): 1-8.

[2] DVIES G, WILSON R D, DESILETS V, et al. Amniocentesis and women with hepatitis B, hepatitis C, or human immunodeficiency virus[J]. J Obstet Gynaecol Can, 2003, 25(2): 145-152.

[3] GIORLANDINO C, MOBILI L, BILANCIONI E, et al. Transplacental amniocentesis : is it really a higher-risk procedure? [J]. Prenat Diagn, 1994; 14(9): 803-806.

[4] TABOR A, ALFIREVIC Z. Update on procedure-related risks for prenatal diagnosis techniques[J]. Fetal Diagn Ther, 2010, 27(1): 1-7.

[5] SOFA MONTEIRO, ALEXANDRA MATIAS. Amniocentesis in a tertiary referral centre: still the same old story?[J]. Acta Obstet Ginecol Port, 2015, 9(5): 376-382.

[6] WENINER C P, GRAND S S, HUDSON J, et al. Effect of diagnostic and therapeutic cordocentesis upon matermal serum alpha fetoprotein concentration[J]. Am J Obstet Gynecol, 1989, 61(3): 706-708.

[7] NICOLINI U, KOHENOUR N K, GRECO P. Consequences of fetomaternal hemorrhage after intrauterine transfusion[J]. BMJ, 1998; 297(6660): 1397-1381.

[8] TABOR A，JEME D，BOCH J E. Incidence of rhesus immunization after genetic amniocentesis[J]. Br Med J（Clin Res Ed），1986，293（6546）：533-536.

[9] HENRION R，PAPA F，ROUVILLOIS J L. Early amniocentesis，1061 punctures and 1000 pregnancies[J]. J Gynecol Obstet Biol Reprod，1979；8（7）：603-611.

[10] BRANDENBURG H，JAHODA M G，PIJPERS L. Rhesus sensitization after midtrimester genetic amniocentesis[J]. Am J Med Genet，1989；32（2）：225-226.

[11] GAGNON A，DAVIES G，WILSON R D. Prenatal invasive procedures in women with hepatitis B，hepatitis C，and/or human immunodeficiency virus infections[J]. J Obstet Gynacol Col，2014，36（7）：648-655.

[12] GHI T，SOTIRIADIS A，CALDA P. International Society of Ultrasound in Obstetrics and Gynecology Practice Guidelines：invasive procedures for prenatal diagnosis[J]. Am J Ultrasound in Obstetrics，2016，48（2）：256-268.

第十一章

胎儿先天性心脏病分子生物学基础

先天性心脏病具体发病机制尚未完全阐明，可能与环境、遗传等多种因素有关。环境因素可能与不良生活习惯、药物和宫内感染等相关，而遗传因素可能与基因突变和染色体异常等相关。目前，产前系统超声检查是诊断先天性心脏病的主要方法，同时进一步检查遗传学异常和其他严重的心外畸形，通过产前-产后一体化诊疗模式，为孕妇和家属提供综合评估结果，避免过度引产。先天性心脏病的遗传学检测不仅能提供重要的遗传信息，同时也对先天性心脏病患儿出生后的治疗及预后提供重要依据。流行病学显示，先天性心脏病的发生与遗传及环境因素相关，其中遗传学异常为其主要致病因素，可导致 30% ~ 40% 先天性心脏病的发生。本章主要介绍先天性心脏病的遗传学研究及相关遗传学检测。

第一节　胎儿先天性心脏病遗传学研究

一、染色体异常

染色体异常可分为染色体数目异常和结构异常两大类，所致疾病称为染色体病。一项对高龄孕妇羊水标本进行染色体核型分析的研究发现，染色体异常发生率为 4.48%，其中染色体数目异常者占 40.70%，染色体结构异常者占 46.90%。

（一）染色体数目异常

染色体数目异常是由于细胞有丝分裂或减数分裂过程中，染色体不能平均分配，或细胞受阻不能完成分裂所致。根据染色体数目是否为染色体组的整倍数，染色体数目异常又可分为整倍体和非整倍体两类。整倍体如单倍体、三倍体等，三倍体以上的称为多倍体。三倍体即每一个细胞中具有三套完整的染色体组，人类非常少见，1960 年至今仅有 10 余例报道。最常见的染色体数目异常为非整倍体变异，也是最早被发现的先天性心脏病病因，这类染色体异常引起的多为综合征型先天性心脏病，约占先天性心脏病细胞遗传学病因的 13%。其中以唐氏综合征（又称 21 三体综合征）、18 三体综合征最多见，其次为 13 三体综合征、性腺发育不全（又称 Turner 综合征），而精曲小管发育不全（又称 Klinefelter 综合征）及三倍体较少。

1. 唐氏综合征　又称为 21 三体综合征或先天愚型，患者 21 号染色体为三体性，是染色体疾病中最常见的一种，主要表现为不同程度的智力低下、特殊面容、生长发育障碍和多发畸形。约 40% ~ 50% 的唐氏综合征患者合并有先天性心脏病，完全性房室共道是本病最常见的心脏畸形，其次为房间隔缺损和室间隔缺损，也可合并动脉导管未闭、法洛四联症、大动脉转位等。通过对 21 号染色体的节段性三体影响因素的研究发现，位于 21 号染色体上的 *DSCAM* 和 *COL6A* 表达异常，可能是导致唐氏综合征相关先天性心脏病的主要基因。但小鼠实验提示，*DSCAM* 或 *COL6A* 单个基因过表达并不会影响心脏发育，只有当两者同时过表达时才引发先天性心脏病。

2. 18 三体综合征 又称为爱德华（Edward）综合征，是由于减数分裂时染色体分离异常导致患者具有三条 18 号染色体。80% 的患者为全部细胞整条 18 号染色体三体型，即核型为 47，XN，+18；10% 的患者为嵌合型，核型为 46，XN/47，XN，+18；其余患者为染色体断裂易位造成 18 号染色体的部分三体或多重三体。18 三体综合征患者的临床症状复杂，主要特征是生长发育障碍、智力低下、小眼、眼距宽。约 60%~80% 的患者合并有先天性心脏病，以室间隔缺损和房间隔缺损最为多见，也可见动脉导管未闭、肺动脉狭窄、右位主动脉弓等。

3. 13 三体综合征 又称为帕托（Patau）综合征，染色体核型分析显示 75% 为单纯 13 三体型（47，XN，+13），5% 为嵌合型（46，XN/47，XN，+18），其余为易位型。本病的临床特征主要为严重智力低下、特殊面容、手足及生殖器畸形，并可伴有严重的致死性畸形，1 岁内死亡率为 90%。13 三体综合征患者合并的先天性心脏病以室间隔缺损、房间隔缺损最为多见。

4. 性腺发育不全 也称为 Turner 综合征、先天性卵巢发育不全，是目前最常见的性染色体异常。减数分裂过程中性染色体不分离导致 X 染色体缺失，是其最常见的遗传病理。除了 X 染色体缺失以外，有些表现为 X 染色体长臂等臂或缺失。99% 以上的性腺发育不全都在妊娠 28 周前自然流产，能存活出生的都为表型较轻者。性腺发育不全所导致的心脏发育异常主要为二叶式主动脉瓣和主动脉狭窄，也可导致主动脉弓离断和左心室发育不良等。

（二）染色体结构异常

染色体核型正常的患儿中，8%~18% 存在基因拷贝数变异。基因拷贝数变异（copy number variation，CNV）是指基因组内部大于 1kb 的碱基缺失、插入、重复导致的染色体的结构变异，从而影响基因的表达。与先天性心脏病有关的基因拷贝数变异有 22q11.2 微缺失综合征、5p 缺失综合征、11 号染色体微缺失综合征等，其中以 22q11.2 微缺失综合征为最常见。

1. 22q11.2 微缺失综合征（22q11.2 microdeletion syndrome，22q11.2DS） 是指 22 号染色体长臂近着丝粒端 22q11 区域片段缺失，在活产婴儿的发病率约为 1/5 900。大部分 22q11.2DS 是新生突变，6%~28% 是常染色体显性遗传。临床特征与腭心面综合征（velo-cardiofacial syndrome）、圆锥动脉干 - 面部异常综合征及先天性胸腺发育不全综合征（DiGeorge syndrome）高度重叠，表现为先天性心脏病、颅面部畸形、腭裂、发育迟缓和免疫缺陷等多系统异常。与其相关的先天性心脏病的主要类型为圆锥动脉干心脏畸形，包括法洛四联症、永存动脉干、室间隔缺损、B 型主动脉弓中断和其他主动脉弓异常。22q11.2DS 相关先天性心脏病约占总先天性心脏病的 1.9%。由于先天性心脏病人群中 22q11.2DS 的高发生率，同时为提供准确的遗传咨询和家族筛查及治疗相关非心脏疾病，所以对发生圆锥动脉干心脏畸形的个体进行遗传学检测是合理的。

2. 11 号染色体微缺失综合征 又称 Jacobsen 综合征,是一种临床上可识别的邻近基因缺失综合征,主要是指 11q23 亚带到端粒的缺失。活产婴儿的患病率约为 1/10 万 ~ 1/5 万,主要临床表现为颅面部畸形、生长迟缓、认知和行为功能障碍、先天性心脏病、Paris-Trousseau 综合征(血小板减少及功能障碍)。50% 以上 Jacobsen 综合征发生先天性心脏病,其主要致病基因为 *ETS1*。先天性心脏病的主要类型包括室间隔缺损、左心室流出道缺陷,伴有不同程度的二尖瓣、左心室、主动脉瓣发育不全或阻塞。在 Jacobsen 综合征患者中,左心发育不良综合征的比例很高,是普通人群的 1 000 ~ 2 000 倍。其他类型可见右心室双出口、大动脉转位、房室间隔缺损、继发性房间隔缺损。

3. 5P 综合征 又称猫叫综合征,由 5 号染色体短臂缺失所致。大多数是新生突变,12% 是双亲之一产生不平衡配子所引起。主要临床表现为生长发育迟缓、智力低下、特殊面容(上睑下垂、眼距宽、下颌小)、哭声轻而音调高似猫叫等,其中约 30% 合并先天性心脏病,以房室间隔缺损最常见。

二、基因病

(一)非综合征性单基因病

心脏发育是一个复杂的过程,涉及众多转录因子和信号分子,这些转录因子和信号分子构成复杂的调控网络,共同调控心脏结构的发育和功能的维持。在这个复杂网络中,转录因子、信号分子、结构蛋白的基因突变均可能引起先天性心脏病的发生。

1. *Nkx2.5* 基因 位于 5q35 区域,是心脏前体细胞分化的最早期标志之一,是心脏发育过程中的重要转录因子,参与心脏前体细胞的分化、心脏环化、房室分隔、房室流出道和传导系统的形成。房室传导异常和房间隔缺损是与 *Nkx2.5* 突变相关的主要心脏表型,其他表型包括室间隔缺损、法洛四联症、主动脉瓣下狭窄、肺动脉闭锁、二尖瓣异常。这些疾病的发生机制在 *Nkx2.5* 突变小鼠模型中得到验证,*Nkx2.5* 杂合子突变显示 *Nkx2.5* 表达减少,BMP 和 Notch 信号下调,最终导致参与早期心肌细胞分化和功能的通路功能失调,心脏发育障碍。

2. *GATA-4* 基因 位于染色体 8p23.1 区域,其蛋白结构中具有与特定 DNA 结合的锌指结构域。*GATA-4* 首先在中胚层表达,随后在心内膜与心肌中表达,多种心脏基因的控制区均存在 *GATA-4* 的结合位点。*GATA-4* 可调控心肌细胞的正常存活和心肌细胞凋亡,影响心脏结构发育。*GATA-4* 单基因突变主要的先天性心脏病表型是继发性房间隔缺损,也可出现室间隔缺损、肺静脉狭窄、房室间隔缺损和法洛四联症。支持这些基因关联的证据来自 *GATA-4* 缺乏或存在导致 *GATA-4* 突变的小鼠出现人类先天性心脏病疾病表型。

3. *CFC1* 基因 位于染色体 2q21.1 区域,是 EGF-CFC 基因家族中的一个成员,在胚胎发育过程中发挥作用。在鼠胚胎发育过程中,*CFC1* 杂合突变鼠会有内脏侧性缺陷和复杂性心脏畸形,尤其是纯合的突变小鼠,82% 有大动脉异位(包括大动脉转位)、右心室双出口及其他心脏畸形。人类 EGF-CFC 基因家族中的 *CFC1* 在胚胎发育过程中参与建立内脏器官正常不对称性。*CFC1* 致病性突变,导致无法建立正常的 L-R 不对称,左右轴器官畸形,出现内脏异位综合征。活产婴儿的发生率约为 1/10 000。90% 的异位综合征患者合并复杂的先天性心脏病,包括大动脉转位、右心室双出口、单心房、单心室等。

4. *MED13L* 基因 位于染色体 12q24.21 区域,编码一种组成 DNA 结合转录因子及 RNA 聚合酶Ⅱ大型复合物的亚单位,在心脏、脑及骨骼肌中表达。该基因属于中介复合物家族成员,在胚胎发育过程中发挥重要功能,参与调节 *Wnt*、*FGF* 和 *Rb/E2F* 途径基因的表达。*MED13L* 基因突变及拷贝数变异所致的疾病被称为 MED13L 综合征,表现为智力障碍、语言运动发育迟缓、特殊面容、肌张力低下,伴或不伴先天性心脏病。据报道 *MED13L* 基因突变与完全性大动脉转位有关。一项对 36 例 *MED13L* 基因异常患者的研究发现,仅 3 例患者发生先天性心脏病,包括卵圆孔未闭或肺动脉瓣狭窄,无复杂性先天性心脏病,证实复杂性先天性心脏病的发生率低于预期。

5. *CRELD 1* 基因 位于染色体 3p25.3 区域,属于表皮生长因子(epidermal growth factor, EGF)家族,是首个被发现与房室间隔缺损相关的基因。*CRELD 1* 编码一种细胞表面蛋白,功能上类似细胞黏附分子。*CRELD 1* 基因突变可能导致心脏瓣膜的主要细胞外基质成分 Aggrecan 及 Tenascin-C 的表达异常,进而出现房室瓣瓣叶及附属装置瓣环、腱索发育异常。*CRELD 1* 基因敲除的小鼠胚胎期即死亡,表现为心脏发育异常,尤其是心内膜垫细胞数量减少,只有少量间充质细胞。在散发的房室间隔缺损患者中,*CRELD 1* 的突变率约为 2.6%,突变位点多在钙结合 -EGF 区域。该区域的杂合突变与许多遗传性疾病有关,如血友病乙、马方综合征、家族性高胆固醇血症、内脏异位综合征等。

(二)综合性单基因病

1. 心手综合征(Holt-Oram 综合征) 是一种常染色体显性遗传疾病,发病率为 0.7 ～ 1.0/10 万,主要由 *TBX5* 基因突变引起。*TBX5* 是一种转录因子,主要调节肢体和心脏发育,特别是心脏的隔膜和传导系统。Holt-Oram 综合征主要表现为桡骨发育不全或缺如,其他异常可见肩胛骨发育不良、拇指和示指并指畸形等。约 75% 的 Holt-Oram 综合征患者发生先天性心脏病,最常见的是房间隔缺损、室间隔缺损。Holt-Oram 综合征患者也可发生心脏传导疾病,如窦性心动过缓、Ⅰ度房室传导阻滞和完全性房室传导阻滞等。

2. CHARGE 综合征 是一种常染色体显性遗传疾病,通常是偶发的,活产婴儿的发病率约为 1/8 500,主要由先天性心脏病 7 基因的致病性变异引起。主要临床表现为面部畸形、生长发育迟缓、视神经盘缺损、耳畸形、后鼻孔闭锁、外生殖器畸形等。约 75% 的 CHARGE 综合征患者合并先天性心脏病,主要表现为圆锥管缺陷,包括法洛四联症、主动脉弓中断、永存动脉干、右心室双出口。主动脉弓异常、房室间隔缺损和动脉导管未闭等相对少见。近年发现,22q11.2 缺失或卡尔曼综合征(Kallmann 综合征)的临床特征与 CHARGE 综合征有明显重叠。

3. 马方综合征 是常染色体显性结缔组织遗传病,发病率为 1/5 000 ～ 10 000。马方综合征病变侵犯全身结缔组织,主要累及骨骼、眼部和心血管系统,表现为长颅及肢体延长、蜘蛛样指趾、拇指征、近视、晶状体脱位、升主动脉扩张和主动脉瘤等。主要由 *FBN-1* 基因突变引起,*FBN-1* 位于 15q21.1 染色体区域,是一个巨大的复合的多区域结构,编码多个重复性的 EGF、TGF 样区域及杂合区域。*FBN-1* 基因突变增加了纤维蛋白对蛋白水解酶的敏感性,易于被其降解;同时 *FBN-1* 基因突变使 TGF-β 的活性和信号转导失调。马方综合征患者的表型复杂，差异性大，可能与 *FBN-1* 基因突变的不同有关。本病预后差，多数患者死于心血管并发症。

（三）多基因病

心脏的发育是多基因共同调控的结果，其中 T-box 家族、*Nkx 2.5*、*GATA4*、bHLH 家族是影响心脏发育重要的 4 个转录因子，调控下游许多转录因子的正确表达，是心脏正常发育的基础。而 T-box 家族和 bHLH 家族成员众多、功能庞大，在胚胎发育中起到关键作用，尤其是心脏的发育。

1. T-box 家族　T-box 家族基因编码的转录因子是胚胎发育所必需的，调控胚胎发育的许多过程。在胚胎阶段，T-box 家族基因及其转录因子在心脏腔室的形成、瓣膜的发育及心脏传导系统的分化中发挥重要作用。其中研究最多的是 *TBX1*、*TBX2*、*TBX5*、*TBX20*。*TBX1* 位于 22q11.21 染色体区域，其缺失可导致胚胎阶段心脏流出道和主动脉弓异常。研究已证实，*TBX1* 缺失与 DiGeorge 综合征有关，该病患者中，约有 75% 发生先天性心脏病，包括心脏流出道及主动脉弓畸形。*TBX2* 位于 17q23 染色体区域，在胚胎发育的各种组织和器官中广泛表达。*TBX2* 基因敲除小鼠出现房室管缺陷、心包水肿、腭裂、多指和死胎，说明其在发育过程中，特别是心脏发育过程中起着至关重要的作用。*TBX2* 在人类的胚胎心脏中主要表达于心室流出道、流入道、心内膜和房室管。*TBX2* 基因突变与人类圆锥动脉干畸形的发生有关。*TBX20* 位于 7p14.3 染色体区域，在胚胎发育过程中，*TBX20* 可激活 *Mycn*、*Erbb2*、*Cdc6* 等影响心肌细胞增殖的基因，并且其可直接调节在心房发育和识别中起关键作用的 *COUP-TFII* 及在心室发育和识别中起关键作用的 *Hey2* 和 *Irx4*，来分别建立心房、心室。*TBX20* 突变可导致多种类型的先天性心脏病，包括房间隔缺损、室间隔缺损、法洛四联症、右心室双出口等。*TBX20* 突变导致与其他心脏转录因子（如 Nkx2.5、GATA4、TBX5）在翻译、转录过程中的作用失调也是先天性心脏病的重要原因。

2. bHLH 家族　是一个高度保守的氨基酸序列，大约含 60 个氨基酸，这些氨基酸具有一个共同的特点，即由 1 个能与 DNA 结合的区域（basic region）及 α 螺旋 - 环 -α 螺旋（helix1-loop-helix2，HLH）组成。bHLH 几乎存在于所有的真核生物中，是胚胎发育过程中重要的调节因子，在生物体神经细胞、肌肉细胞、肠组织、心脏和造血细胞发育过程发挥重要功能。目前认为与心血管发育相关密切的 bHLH 家族成员主要是 HAND 家族。

HAND 家族广泛表达于植物、动物中的不同细胞，并参与神经脊、胎盘、四肢、神经元和心脏的发育。在胚胎发育时，HAND 家族首先在心脏前体侧壁中胚层、神经嵴和腮弓上表达，然后持续表达于整个心脏发育过程中，直到心腔分化完成。HAND 家族有两个成员：*HAND1* 和 *HAND2*。在哺乳动物心脏形态形成和早期胚胎心管不对称环化过程中，最初 *HAND1* 和 *HAND2* 是共同表达的，但随后 *HAND1* 逐渐主要局限于在左心室表达，*HAND2* 逐渐主要局限于在右心室表达。*HAND1* 位于 5q33 染色体上，是重要的心脏调节蛋白，控制着心脏发育过程中细胞增殖和分化之间的平衡。*HAND1* 基因突变主要与左心室发育不全、法洛四联症的发生有关。也有研究表明，*HAND1* 功能缺失突变与人类扩张型心肌病易感性增加有关。在小鼠胚胎发育过程中过表达 *HAND1* 会导致房室间隔缺损，敲除或者使 *HAND1* 基因表达障碍会导致严重的心室畸形。*HAND2* 基因突变由于取消了 *HAND2* 和 *GATA4*、

Nkx2.5 之间的协同激活,因此主要与法洛四联症、家族性室间隔缺损、肺动脉狭窄有关。在斑马鱼的早期胚胎中,过表达 *HAND2* 能够促进心肌细胞的产生,导致心脏增大,流出道部显著增大,敲除 *HAND2* 可导致一系列心脏畸形,并最终死亡。在成年斑马鱼中,过表达 *HAND2* 可促进损伤后心肌细胞的再生增殖。*HAND1*、*HAND2* 都作为 bHLH 家族的成员,存在相似性质和重叠功能,共同参与心脏的发育。

第二节　胎儿先天性心脏病介入治疗遗传学检测

一、现阶段遗传学检测技术

1. 染色体核型分析　染色体疾病诊断的金标准是染色体核型分析。妊娠中晚期均可进行检测,检测标本包括绒毛标本、羊水标本、脐带血标本等,目前妊娠中期羊水检测最常用。染色体核型分析可以检测染色体数目异常及大于 10Mb 的片段缺失、重复、倒位等结构异常,但不能覆盖全基因组,检测周期长,常难以判断异常染色体片段的来源。此外,细胞生长状态、显带水平及操作人员的技术水平均会影响检测结果。

2. 染色体微阵列分析　染色体微阵列分析(chromosomal microarray analysis,CMA)技术又被称为"分子核型分析",能够在全基因组水平进行扫描,可检测染色体不平衡的拷贝数变异,尤其是在检测染色体组微小缺失、重复等不平衡性重排方面具有突出优势。根据芯片设计与检测原理的不同,染色体微阵列分析技术可分为两大类:基于微阵列的比较基因组杂交(array-based comparative genomic hybridization,aCGH)技术和单核苷酸多态性微阵列(single nucleotide polymorphism array,SNP array)技术。通过微阵列的比较,基因组杂交技术能够很好地检出基因拷贝数变异,而单核苷酸多态性微阵列技术除了能够检出基因拷贝数变异外,还能够检测出大多数的单亲二倍体和三倍体,并且可以检测到一定水平的嵌合体。染色体微阵列分析对非整倍体和不平衡性染色体重排的检出效率与传统核型分析方法相同,具有更高的分辨率和敏感性,染色体微阵列分析还能发现额外的、有临床意义的基因组基因拷贝数变异,特别是对于产前超声检查发现胎儿结构异常者,染色体微阵列分析是目前最有效的遗传学诊断方法。

然而,染色体微阵列分析也有局限性:①无法可靠地检出低水平的嵌合体;②无法检出平衡性染色体重排和大多数的基因内点突变;③微阵列的比较基因组杂交检测平台无法检出三倍体;④染色体微阵列分析阳性检出率仍然较低。对于胎儿染色体核型正常伴结构异常的病例,染色体微阵列分析检出致病性基因拷贝数变异的比例增加<10%。染色体微阵列分析对临床意义不明确的基因拷贝数变异(variants of unknown significance,VOUS)的判读和解释较难,特别是罕见的新生突变病。

3. 二代测序　二代测序(next-generation sequencing,NGS)技术能一次对几十万甚至几百万 DNA 分子进行序列测定,具有高分辨率及高通量的特点,包括基因靶向测序(targeted panel sequencing,TPS)、全基因组测序(whole genome sequencing,WGS)、全外显子组测序(whole exome sequencing,WES)等,其中全外显子组测序是目前产前诊断临床应用最为广泛的技术。

4. 全外显子组测序 全外显子组测序技术主要是从羊水、绒毛或脐血等样本中提取基因组 DNA，通过被切割为数百万份的 DNA 小片段构建基因组文库，利用靶向杂交探针获得外显子序列，对 DNA 进行测序。在胎儿结构异常的亚群中，全外显子组测序能更好地确诊与发育障碍相关的基因变异，并能准确提供预后信息及未来妊娠的再发风险。

其优势包括：①检测范围广：全外显子组测序是应用频率最高的基因组测序方法，只针对 1% 的基因组区域（大约 180 000 个外显子），涵盖了 85% 以上的致病突变，所覆盖的大部分功能性的变异与个体表型相关；②检出率高：全外显子组测序能检测出染色体非整倍体、拷贝数异常及小片段的缺失重复，还能检测出点突变及插入缺失标记。全外显子组测序技术通过覆盖深度分析来检测基因拷贝数变异，由于外显子捕获平台的靶向性，因此识别内含 3 个或以上外显子的基因拷贝数变异敏感度约为 76%，特异性为 94%。

该技术同样具有局限性：①测序对样本质量要求比较高，并且对碱基对的覆盖深度有限，不能完全分析到全部外显子区域，这样便存在假阴性结果的风险，导致漏诊；②产前解释全外显子组测序的结果往往较困难。由于产前观察到的表型仅仅基于影像学检查（如详细的超声检查和宫内磁共振成像检查等），因此即使全外显子组测序检测出明显的变异，产前也不能明确胎儿是否会受到影响。

5. 靶向基因测序 靶向基因测序（targeted panel sequencing，TPS）是利用序列捕获技术将所感兴趣的区域通过芯片杂交的方式抓取下来，通过高度富集的方式，更直接、更快捷地获得大批量样本的序列变异信息，有助于验证疾病相关的候选基因和相关位点，具有准确性、经济性、高效性的优点，因此非常适合临床及实验室对遗传性疾病进行分子诊断。

6. 荧光原位杂交 荧光原位杂交（fluorescence in situ hybridization，FISH）是利用荧光标记的特异性寡核苷酸片段作为探针，与染色体、细胞或组织中的核酸按照碱基互补配对的原则进行杂交，通过荧光系统检测，对待测 DNA 进行定性或相对定位分析，主要用于快速产前诊断胎儿常见染色体（13、18、21、X、Y）的非整倍体异常。相对于传统的核型分析技术，荧光原位杂交技术具有快速及特异性高的优点。荧光原位杂交技术作为快速产前诊断技术与染色体核型分析联合应用，可对所有具备侵入性细胞遗传学产前诊断指征的胎儿进行检测，有助于尽早获得胎儿常见染色体数目的信息。对于胎龄过大、染色体核型分析细胞培养失败或其他原因不能行细胞遗传学产前诊断者，荧光原位杂交技术可作为补救诊断手段之一，能提供常见染色体非整倍体异常的检测。荧光原位杂交技术与其他分子遗传学诊断技术联合应用，可作为其他技术的补充，包括：①进行单基因遗传病分子诊断时，同时进行荧光原位杂交检测有助于排除常见染色体数目异常的情况；②其他分子遗传学诊断技术（如荧光定量 PCR）诊断结果不明确时，可采用荧光原位杂交技术进行验证。

其局限性包括：①不能诊断其他染色体数目异常及染色体结构异常；②荧光原位杂交技术不能检出单基因遗传病、多基因遗传病，或其他原因（包括药物）导致的胎儿畸形或异常。

7. 荧光定量 PCR 荧光定量 PCR（quantitative fluorescent polymerase chain reaction，QF-PCR）是通过检测遗传标记短串联重复序列进行染色体异常的产前诊断。应用 PCR 扩增和毛细管电泳分离技术，定性、定量分析短串联重复序列的多态性，可诊断出 99.2% ~ 100.0%

的目标染色体（21、18、13、X 和 Y 等 5 种染色体）的非整倍体异常。此外，还可检测出三倍体和孕妇体细胞污染，以及根据短串联重复序列等位基因的个性化信息判别多余染色体的父亲或母亲来源，为临床提供更多的遗传信息。在明确诊断适应证的情况下，即当胎儿超声检查未显示结构异常且孕妇无染色体异常家族史时，荧光定量 PCR 技术能可靠地用于常见染色体异常的产前诊断，有助于降低染色体核型分析检测量、减少产前诊断费用、缓解孕妇及家属的等待焦虑。

局限性在于无法检测出所有的染色体异常，且无法可靠地检测出比例低于 20% 的嵌合体。

8. 基因组拷贝数变异测序　基因组拷贝数变异测序（copy number variation sequencing，CNV-seq）采用下一代测序技术对样本 DNA 进行低深度全基因组测序，将测序结果与人类参考基因组碱基序列进行比对，通过生物信息分析以发现受检样本存在的基因组拷贝数变异。基因组拷贝数变异测序技术主要有以下优势：①检测范围广。覆盖全染色体非整倍体、大片段缺失 / 重复及全基因组拷贝数变异测序。②高通量。可更好地缓解当前产前诊断服务供给严重不足的矛盾。③操作简便，实验流程简便。数据分析自动化程度高，质控标准清晰，报告周期短，可在显著节省人力的同时降低人为误差风险。④兼容性好。一台高通量测序仪可同时进行无创产前筛查（noninvasive prenatal screening，NIPS）和基因组拷贝数变异测序检测，有效节约实验室的空间和设备成本。⑤低比例嵌合体的检测，染色体微阵列分析技术对于 <30% 的嵌合体无法进行准确分析，而基因组拷贝数变异测序技术可以检测更低比例的嵌合体，在理想条件下可检测低至 5% 的染色体非整倍体嵌合，在临床样本中可发现超过 10% 的染色体非整倍体嵌合。⑥低 DNA 样本量的检测。研究表明，基因组拷贝数变异测序技术可精确检测低至 10 ~ 50ng 的 DNA 样本，更具有临床适用性。

该技术的局限性在于无法检测三倍体及多倍体。基因组拷贝数变异测序技术无法发现染色体相互易位、倒位等染色体平衡性结构重排，也无法区分游离型三体（例如 47，XX，+21）和易位型三体[例如 46，XX，der（14；21）]，建议结合核型分析进行诊断。

二、胎儿先天性心脏病的遗传学检测

目前，产前系统超声检查作为一种非侵入性检查技术，能够筛查出大部分先天性心脏病，同时能够发现多种心外畸形。先天性心脏病产前介入治疗及出生后手术治疗的成功率都明显提高，显著改善了先天性心脏病患儿的预后。但由于部分先天性心脏病胎儿可能患有遗传相关疾病，通过对心脏发育异常胎儿进行遗传学检测，因此不仅能为孕妇及家属提供重要的遗传咨询，为再次妊娠提供参考，同时也对后续的治疗及预后提供重要依据。

对于超声诊断先天性心脏病的孕妇，经多学科会诊，建议行遗传学检测。首先进行染色体核型分析，判断染色体结构和数量是否正常，同时进行染色体微阵列分析检测基因拷贝数变异，排除基因细微结构的变异或缺失。对于染色体核型和染色体微阵列分析检测均正常的孕妇，可进行全外显子组测序检测。根据以上检测结果，经多学科综合评估，给予指导意见。另外，低覆盖率大规模平行拷贝数变异测序可帮助快速筛查 Y 染色体微缺失，可作为染色体核型分析的补充试验。

脐带穿刺术最常用于妊娠中期或晚期的快速核型分析,是胎儿染色体畸变诊断的金标准。在一项针对3 387例染色体异常高危孕妇脐带血的细胞遗传学分析的研究中发现,超声软标记的染色体异常检出率为2.02%,而全基因组无创胎儿染色体非整倍体检测(noninvasive prenatal testing, NIPT)阳性组的检出率为46.97%。对于有超声软标记或病理超声发现的孕妇,不推荐将全基因组无创胎儿染色体非整倍体检测作为染色体异常的一级筛查方法,如有脐带穿刺禁忌证或担心与穿刺相关的胎儿丢失,全基因组无创胎儿染色体非整倍体检测可作为一种替代方案。在羊水细胞中发现嵌合体时需行脐带穿刺以确认核型,如在胎儿血液培养中发现正常核型,继续妊娠是安全的。胎儿染色体多态性还需要进一步的遗传检测和亲本核型分析。无创性产前检测对于高危妊娠的成本效益已经确定,但对于其他风险水平的妊娠尚不清楚。与单独使用传统产前筛查相比,全基因组无创胎儿染色体非整倍体检测作为一种二级检测方法,是一种节省成本的方法;与第二级全基因组无创胎儿染色体非整倍体检测相比,第一级全基因组无创胎儿染色体非整倍体检测可以检测到更多的染色体异常病例,但成本则高得多。

(杜占慧)

参 考 文 献

[1] HILLMAN S C, MCMULLAN D J, HALL G, et al. Use of prenatal chromosomal microarray: prospective cohort study and systematic review and meta-analysis[J]. Ultrasound Obstet Gynecol, 2013, 41(6): 610-620.

[2] SHAFFER L G, DABELL M P, FISHER A J, et al. Experience with microarray-based comparative genomic hybridization for prenatal diagnosis in over 5000 pregnancies[J]. Prenat Diagn, 2012, 32(10): 976-985.

[3] WAPNER R J, MARTIN C L, LEVY B, et al. Chromosomal microarray versus karyotyping for prenatal diagnosis[J]. N Engl J Med, 2012, 367(23): 2175-2184.

[4] CHOI M, SCHOLL U I, JI W, et al. Genetic diagnosis by whole exome capture and massively parallel DNA sequencing[J]. Proc Natl Acad Sci USA, 2009, 106(45): 19096-19101.

[5] XUE Y, AANKALA A, WILCOX W R, et al. Solving the molecular diagnostic testing conundrum for Mendelian disorders in the era of next-generation sequencing: single-gene, gene panel, or exome / genome sequencing[J]. Genet Med, 2015, 17(6): 444-451.

[6] PFUNDT R, DEL ROSARIO M, VISSERS L, et al. Detection of clinically relevant copy-number variants by exome sequencing in a large cohort of genetic disorders[J]. Genet Med, 2017, 19(6): 667-675.

[7] SPEEVAK M D, MCGOWAN-JORDAN J, CHUN K. The detection of chromosome anomalies by QF-PCR and residual risks as compared to G-banded analysis[J]. Prenat Diagn, 2011, 31(5): 454-458.

[8] MANN K, OGILVIE C M. QF-PCR: application, overview and review of the literature[J]. Prenat Diagn, 2012, 32(4): 309-314.

[9] CIRIGLIANO V, VOGLINO G, ORDONEZ E, et al. Rapid prenatal diagnosis of common chromosome aneuploidies by QF-PCR, results of 9 years of clinical experience[J]. Prenat Diagn, 2009, 29(1): 40-49.

[10] HILLS A, DONAGHUE C, WATERS J, et al. QF-PCR as a stand-alone test for prenatal samples: the first 2 years' experience in the London region[J]. Prenat Diagn, 2010, 30(6): 509-517.

[11] OGILVIE C M, YARON Y, BEAUDET A L. Current controversies in prenatal diagnosis 3: For prenatal

diagnosis, should we offer less or more than metaphase karyotyping? [J]. Prenat Diagn, 2009, 29(1): 11-14.

[12] MAO J, WANG T, WANG B J, et al. Confined placental origin of the circulating cell free fetal DNA revealed by a discordant non-invasive prenatal test result in a trisomy 18 pregnancy[J]. Clin Chim Acta, 2014, 433: 190-193.

[13] WANG Y, CHEN Y, TIAN F, et al. Maternal mosaicism is a significant contributor to discordant sex chromosomal aneuploidies associated with noninvasive prenatal testing[J]. Clin Chem, 2014, 60(1): 251-259.

[14] WANG J, CHEN L, ZHOU C, et al. Prospective chromosome analysis of 3 429 amniocentesis samples in China using copy number variation sequencing[J]. Am J Obstet Gynecol, 2018, 219(3): 287e1-287e18.

[15] LIANG D, PENG Y, LV W, et al. Copy number variation sequencing for comprehensive diagnosis of chromosome disease syndromes[J]. J Mol Diagn, 2014, 16(5): 519-526.

[16] HUNTINGTON K. A prospective study to assess the frequency of familial clustering of congenital bicuspid aortic valve[J]. Journal of the American College of Cardiology, 1997, 30(7): 1809-1812.

[17] SCHELLBER R, SCHWANITZ G, GRAVINGHOFF L, et al. New trends in chromosomal investigation in children with cardiovascular malformations[J]. Cardiology in the Young, 2004, 14(6): 622-629.

[18] 王晨虹. 靶向基因测序技术在产前诊断先天性心脏病的应用价值 [J]. 中国医师杂志, 2018, 20(7): 961-963.

[19] ZAIDI S, BRUECKNER M. Genetics and genomics of congenital heart disease[J]. Circ Res, 2017, 120(6): 923-940.

[20] 吴小青, 李英, 谢晓蕊, 等. 3 240 名高龄孕妇胎儿染色体核型分析 [J]. 中华医学遗传学杂志, 2014, 31(2): 255-257.

[21] FREEMAN S B, BEAN L H, ALLEN E G, et al. Ethnicity, sex, and the incidence of congenital heart defects: A report from the national down syndrome project[J]. Genet Med, 2008, 10(3): 173-180.

[22] SUN Y, ZHANG P, ZHANG N, et al. Cytogenetic analysis of 3387 umbilical cord blood in pregnant women at high risk for chromosomal[J]. Mol Cytogenet, 2020, 13: 2.

第十二章 胎儿先天性心脏病介入治疗国内展望

我国先天性心脏病患儿约占出生活产儿的 6‰~8‰,据此估计我国每年出生的先天性心脏病患儿约为 15 万,其中复杂的、目前无法达到良好治疗效果者约占 30%。根据国家卫生健康委员会(后简称国家卫健委)妇幼司的调查显示现阶段先天性心脏病的发病率仍居所有出生缺陷疾病的第一位,是导致婴儿期死亡的首位原因,给家庭和社会带来的负担显著。随着国家经济的快速发展和国民健康需求的不断提高,迫切需要一种理想的方法来提高治疗效果差、远期预后不良的复杂先天性心脏病的有效诊治率,为此在国家卫健委主导下我国正逐步建立和完善"产前产后一体化"三级防控体系,提高包括胎儿在内的先天性心脏病筛查率和及时救治率。

自 1991 年 Maxwell 等报道首例经皮胎儿球囊主动脉瓣成形术以来,国外胎儿先天性心脏病介入治疗临床研究工作稳步发展,治疗效果已得到美国心脏协会等权威机构认可。2018 年,胎儿先天性心脏病介入手术在国内取得突破性发展,技术已覆盖国际胎儿介入治疗的主要疾病:室间隔完整型肺动脉闭锁伴右心发育不良综合征、严重主动脉瓣狭窄伴左心发育不良综合征和左心发育不良综合征伴完整(或高度限制性)房间隔缺损。为了使我国胎儿先天性心脏病介入治疗保持良性稳定发展,使更多先天性心脏病患儿获得最佳治疗,帮助更多家庭,我们需积极面对不足,并有针对性地逐步解决以下几方面问题。

一、患者选择

虽然前述章节的内容描述了当前胎儿先天性心脏病介入治疗的选择标准,但这些标准并不令人满意:如果有严重充血性心力衰竭和水肿,胎儿干预的合理目标是让胎儿存活,如果目标是双心室循环而不是单心室循环,则会变得复杂。我们仍然缺乏准确的适合国内人群的预测单心室循环结局和双心室循环结局的指标。循环系统房室高压影响房室大小、生长和功能,应尽早对房室行减压术,避免更多的继发性损伤。如果理论上手术对孕妇和胎儿无任何风险,此类手术的接受度会更高。因此,未来的发展方向之一是尽可能降低母胎风险,优化手术流程,提高技术成功率。

二、设备改进

为了最大限度地降低风险和优化技术成功率,必须对现有设备进行重大改进。未来的方向可能是更好的穿刺针、更合适的球囊和更清晰的成像。

18G 或 19G 的穿刺针对于胎儿心脏来说还是太大,会增加对羊膜(胎膜早破的风险)和胎儿心脏(心动过缓、血栓和心包积液的风险)的创伤。为了将这些风险降到最低,必须使用非常小的针头。另外，穿刺针一旦进入胎儿心脏，针尖的移动受限，向心室流出道成角困难，因此有角度的针尖甚至可变角度的针头将明显提高手术安全性和技术成功率。目前，介入手术使用的标准冠状动脉球囊导管过长，而充盈后球囊过小，缺乏专门用于胎儿先天性心脏病介入治疗的球囊导管。胎儿心脏球囊导管必须短，以便于使用相应的导丝进行操作；必须具有非常小的轮廓，以便通过小针头进行穿刺，而且顶端的气囊必须短（最大10mm），但直径足够大。清晰的成像是成功干预的保证：二维分辨率已经提高，三维定位是一个非常困难的问题，因此实时、高分辨率的三维成像系统是最佳选择。

三、人员培训

胎儿先天性心脏病的早期诊断一直是我们筛查工作的重点和难点。借助超声心动图等产前检查技术的进步及超声医师经验的积累，我国产前诊断学得到了快速发展。胎儿先天性心脏病，尤其是严重的、复杂的先天性心脏病的确诊时间大大提前，诊断准确率日益提升，但在越来越多的胎儿得以及时救治的同时，"过度引产"问题也引起更多关注。这主要与目前我国医疗机构对部分复杂性先天性心脏病的诊疗认识不足、宣教不到位有关，给孕妇及家庭造成沉重的心理负担，导致过度终止妊娠的发生。

如上所述，目前国内少数中心已经开始进行胎儿心脏干预。手术对象选择标准不明确，设备远未达到最佳状态，不同环境下的不同团队正在以非标准化的方式进行干预，对成功率和血流动力学变化的评估及产后评估和决策都存在差异。如果国内集中发展胎儿先天性心脏病介入治疗，特别是对室间隔完整型肺动脉闭锁或危重型肺动脉瓣狭窄的胎儿进行胎儿肺动脉瓣成形术，将最有机会发展成为临床常规。目前，我们建议胎儿先天性心脏病介入治疗应该只由一些非常特殊的团队进行，能够通过积累足够的经验来分析数据，很大程度上帮助我们澄清存在的问题，制定适合自身的治疗方案共识。根据初步达成的共识内容，逐步向国内展开技术培训。超声科、胎儿医学科及小儿心脏外科医师作为诊断、治疗的第一线，能否提供最真实有效的客观信息给孕妇及家属，是决定胎儿将来治疗选择的关键因素。目前，我国的当务之急是加强多学科交流和培训，提高产科及胎儿医学科等围产学科医务人员的认识，使其具备必需的专业背景知识，逐步扩大胎儿先天性心脏病介入治疗的社会影响，避免上述疾病，尤其是单纯室间隔完整型肺动脉闭锁胎儿"过度引产"的发生。

四、国内意见共识

由于我国各地医疗技术水平发展不平衡，儿童心导管专业医师技术水平存在较大差距，专职从事儿童先天性心脏病介入治疗的医师人数相对不足，导致能够从事胎儿先天性心脏病介入治疗者更是缺乏。因此，结合国外经验，并在国内探索的基础上不断讨论完善制定适合国情的胎儿先天性心脏病介入治疗专家共识对于该项技术早期健康发展至关重要。胎儿先天性心脏病介入治疗专家共识将为我国逐步推广该技术提供依据，也将严控手术适应证，严格规范技术操作，对于并发症做到早识别早处理，有利于专科医师进行培训。胎儿先天性心脏病介入治疗技术的发展离不开经验丰富团队的密切配合，因此在国内专家共识的基础上，有利于国内地区之间、专业之间的交流合作，有助于尽可能缩短各区域的"学习曲线",实现该领域快速科学发展。2019 年,为提高儿科及围产医学医师对胎儿先天性心脏病介入治疗的认识,严格把控适应证,规范技术操作,推动胎儿先天性心脏病介入治疗技术在国内健康良性发展,中华医学会儿科学分会心血管学组、中华医学会儿科学分会心血管学组全国新生儿心脏病协作组及《中国实用儿科杂志》编辑委员会组织全国相关专家结合最新研究进展及现阶段国内实际情况,经过充分讨论,对我国胎儿先天性心脏病介入治疗疾病病种、手术指征及治疗时机、技术操作规范及麻醉等问题达成初步共识,提出《胎儿结构性心脏病介入治疗专家指导意见》,但具体细节内容仍需进一步充实。

综上所述,我国胎儿复杂性先天性心脏病宫内介入治疗已取得初步成果,包括技术方式、手术适应证及麻醉方式等,因此产前胎儿先天性心脏病诊断后引产已不是唯一结局,治疗的最终目的应该是改善胎儿出生预后。现阶段,国内胎儿先天性心脏病介入治疗仍存在一系列问题和不足,随着临床研究的深入,进一步与国外交流经验,相信我国胎儿先天性心脏病介入治疗技术一定能健康、稳定、快速发展。

(泮思林)

参 考 文 献

[1] PEDRA S F, PERALTA C F, PEDRA C A C. Future direction of fetal interventions in congenital heart disease[J]. Interv Cardiol Clin, 2013, 2(1): 1-10.

[2] PEDRA S R, PERALTA C F, CREMA L, et al. Fetal interventions for congenital heart disease in Brazil[J]. Pediatr Cardiol, 2014, 35(3): 399-405.

[3] MCELHINNEY D B, TWORETZKY W, LOCK J E. Current status of fetal cardiac intervention[J]. Circulation, 2010, 121(10): 1256-1263.